Lenzen-Schulte

Impfungen
99 verblüffende Tatsachen

Die Autorin

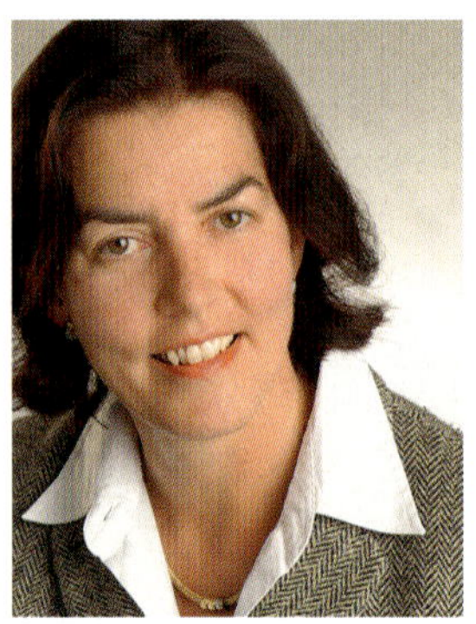

Dr. med. Martina Lenzen-Schulte hat in Freiburg, Jerusalem und München Jura, Medizin und Philosophie studiert. Nach ihrer Approbation als Ärztin begann sie vor gut 15 Jahren, als Medizinjournalistin und Buchautorin für Publikumsmedien und die medizinische Fachpresse zu schreiben. Sie ist Mitglied im Arbeitskreis Medizinjournalisten/Club der Wissenschaftsjournalisten e.V. Als Mutter dreier Kinder sind ihr insbesondere die Themen aus der Kinderheilkunde auch zu einem persönlichen Anliegen geworden.

Dr. med. Martina Lenzen-Schulte

Impfungen

99 verblüffende Tatsachen

Klartext statt Glauben:

- Welche Impfungen braucht mein Kind?
- Den Impfbetrieb durchschauen
- Entscheidungshilfen für Eltern

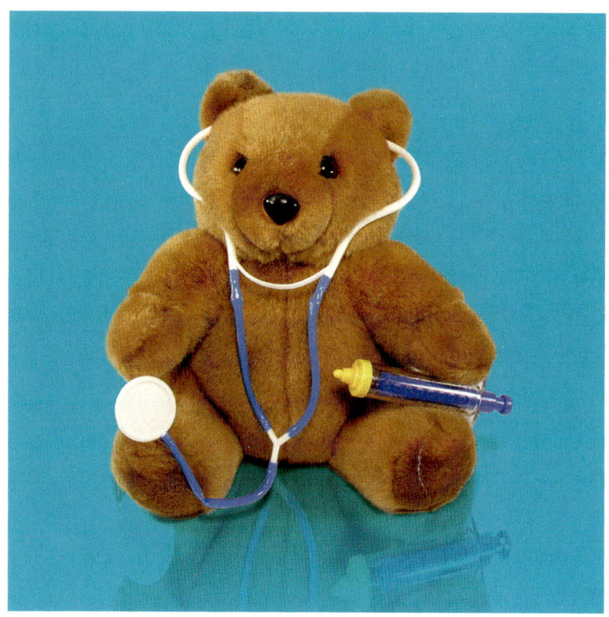

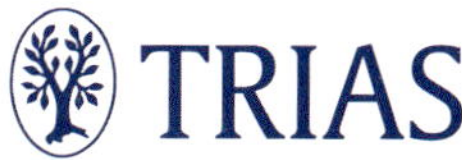

Wer sind die Drahtzieher?

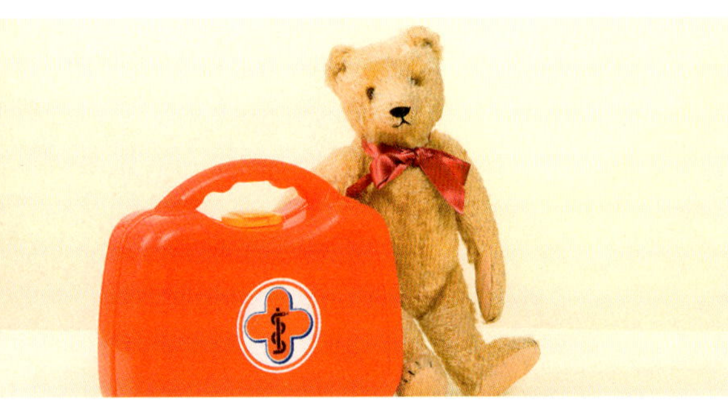

Wie wirken Impfungen?

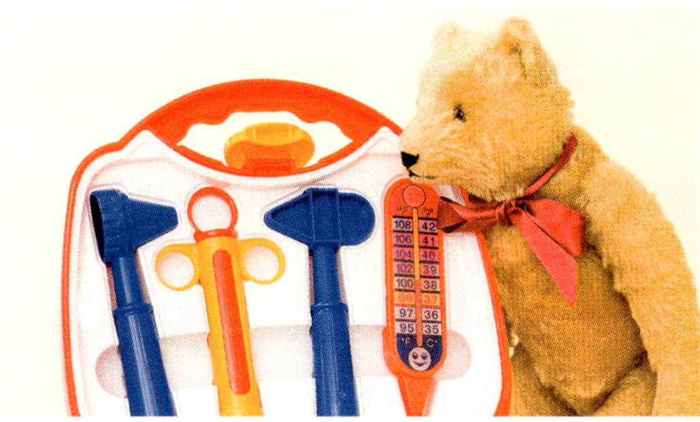

Für und Wider – Impffakten

Reiseimpfungen und Neuheiten

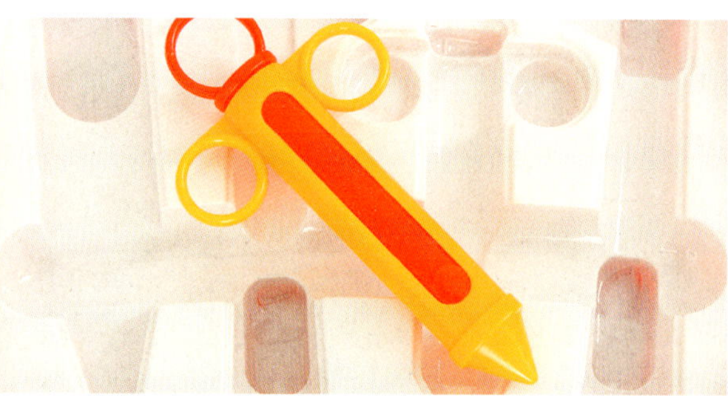

Liebe Leserin, lieber Leser

Sie kämpfen gerade mit den Windeln, sind übermüdet, weil das Baby noch nicht durchschläft, und mit der nächsten U-Untersuchung steht die erste Impfung an. Sie haben irgendwie das Gefühl, nicht gut genug Bescheid zu wissen …

Oder Ihr Baby wurde schon mehrfach geimpft, es bekam ziemlich hohes Fieber, bald soll es gegen Gehirnhautentzündung geimpft werden, die Freundin sagte, die könne man auslassen. Sie sind ganz unsicher …

Oder Sie sind schwanger, beim Großen in der Schule grassieren die Windpocken, auch unter den Geimpften, Sie wissen nicht mehr, ob Sie selbst Windpocken hatten und fragen sich, ob das für das Ungeborene etwas zu bedeuten hat …

Das sind einige der Situationen, in die frisch gebackene und alt erfahrene Eltern im Zusammenhang mit Impffragen geraten können. Beim Kinderarzt fehlt die Zeit für lange Gespräche, die zur Klärung nötig wären; wer ins Internet geht, der ergoogelt sich zwar auf Anhieb mehr als eine Million Einträge zum Stichwort »Impfen«, hat aber die Qual der Wahl.

Genau dieses Dilemma stand mir vor Augen, als der TRIAS-Verlag einen neuartigen Impfratgeber plante. Denn als Mutter dreier Kinder kann ich mich gut in die Lage der Eltern hineinversetzen. Zudem hatte ich ein bezeichnendes Erlebnis unmittelbar nach der Geburt meines ersten Kindes: Man trug uns noch in der Geburtsklinik die Tuberkuloseimpfung an, die damals allgemein empfohlen wurde. Ich wusste aus meiner Ausbildung, dass Tuberkulose eigentlich nur für diejenigen eine Gefahr darstellt, die unterernährt oder geschwächt sind. Daher war ich mir als Ärztin sicher, das ist für mein gesundes Kind ganz überflüssig. So sicher war ich mir als Mutter aber nicht, denn man will ja intuitiv jeden Schaden vermeiden. Der gefühlsmäßige Zwiespalt war groß, weshalb ich mich an diese schwierige Situation noch gut erinnern kann. Wie es ausging? Ich habe mein erstes Kind gegen vieles impfen lassen, aber nicht gegen Tuberkulose. Kurze Zeit später wurde ich bestätigt, weil die allgemeine Empfehlung aufgehoben wurde.

Daher habe ich gern die Herausforderung angenommen, einen Ratgeber zu schreiben, der Eltern in ähnlichen Situationen das bietet, was mir damals

als ausgebildete Ärztin half: Aufgrund von Fakten das Für und Wider abwägen zu können, um sich im Einzelfall sicher zu sein, das Richtige zu tun. Zu solchen Fakten zählt auch das Wissen darum, wer hinter den Impfempfehlungen steckt, wer aus welchen Gründen wie impft, warum Impfungen Krankheiten vermeiden helfen, wo ihre Tücken liegen. Gleichzeitig gibt Ihnen das ein Schema an die Hand, mit dem Sie künftige Impfungen auf Herz und Nieren abklopfen können – Sie wissen gleich, welche Fragen Sie dem Kinderarzt stellen müssen, wenn es eine neue Empfehlung gibt. Die Informationen der ersten Kapitel versetzen Sie deshalb rasch in die Lage, die Basics des Impfens zu verstehen.

Sie können aber auch ohne diesen Überblick im Hauptkapitel gezielt nach Fakten suchen, die bei der Abwägung zu jeder einzelnen Impfung helfen. Die offiziell empfohlenen Impfungen sind dort alle abgehandelt. Zudem gibt es jeweils vorab Informationen über die Erkrankung, gegen die geimpft wird. Schließlich finden Sie für jede Impfung eine kurze Zusammenfassung der wichtigsten Argumente, die Sie bedenken sollten, wenn es um die Entscheidung für oder gegen eine Impfung geht.

Ein absolutes Ja oder Nein zu einer Impfung gibt es nicht, denn jede Situation ist anders. Wer als Frau beruflich pausiert, kann die Kinder am Krankenbett längere Zeit versorgen, eine allein erziehende, berufstätige Mutter jedoch nicht, erst recht nicht, wenn niemand im Betrieb Verständnis aufbringt. Wer mit der Familie öfter ins Ausland reist oder sich beruflich dort aufhält, muss Impffragen anders angehen als Eltern, die mit kleinen Kindern stets an die Nordsee fahren. Ist ein Kind krank, leidet etwa an Immunschwäche, wird man auch die Geschwister so impfen lassen, dass sie keine gefährlichen Infektionen ins Haus schleppen. Schon das macht die Impfentscheidung zu einer individuellen.

Wer jedoch verstehen will, warum Impfungen immer schon so heiß umkämpft waren, der sollte in die Geschichte zurückgehen. Denn wie heute AIDS so waren die Pocken (Blattern) die Leitseuche des 18. Jahrhunderts. Der englische Landarzt Eduard Jenner begann 1796, mit vergleichsweise ungefährlichen Kuhpocken Kinder zu impfen. Obwohl man Ähnliches bereits Jahre zuvor mit Menschenpocken erprobte, steht sein Name immer noch für den Beginn der Impfära. Die Pocken gelten inzwischen als ausgerottet. Dass eine solch schwere Erkrankung ausgerottet gehört, scheint selbstverständlich, waren Pocken doch seinerzeit die häufigste Todesursache der Kinder. Jährlich starben mehrere Zehntausende daran. Dennoch gab es von Anfang an

Gegner dieser Impfung und die Argumente scheinen so frisch, als kämen sie von der aktualisierten Website heutiger Impfkritiker: Die Impfung schade eher, als dass sie nutze, die Krankheit sei notwendig, man solle sie sogar durchmachen (damals zur Reinigung von schlechten Säften), womöglich werde durch die Impfung, die dies unterdrücke, gar schlimmeren Krankheiten Vorschub geleistet ...

Wechseln wir ins 21. Jahrhundert und den Kontinent: In Nigeria impft man das Vieh, nicht aber die Kinder. Im renommierten Medizinfachjournal »The Lancet« schlugen im Jahr 2008 Experten vor, die Kinderimpfungen zusammen mit den Impfungen für das Vieh zu verabreichen, dies wirke überzeugender. Im Jahr 2003 waren in den muslimisch dominierten Regionen im Norden des Landes Impfkampagnen gegen Kinderlähmung boykottiert worden – motiviert von der Befürchtung, der Westen, von dem für Muslime nichts Gutes kommen könne, benutze auch Impfungen als Kampfmittel. Sogar die Internationale Islamkonferenz befasste sich mit dem Problem Polioimpfung und empfahl sie schließlich offiziell.

Was lernen wir daraus? Impfen war damals wie heute auch Glaubenssache, nie allein eine Frage der Fakten. Deshalb gerät man leicht zwischen die Fronten. Die rückhaltlosen Impfbefürworter führen stets die schlimmsten denkbaren Folgen einer nicht weggeimpften Erkrankung ins Feld, die Gegner halten ebenso dagegen und listen die schrecklichsten Impfschäden auf, so gibt es Tote auf beiden Seiten der Debatte. Daher Vorsicht vor jeder Ideologie.

Nun haben sich viele Impfungen als weit verträglicher erwiesen, als Impfgegner dies wahrhaben wollen. Daher tut ein Wechsel der Sichtweise Not: Inzwischen muss man nicht so sehr nach den Nebenwirkungen fragen, sondern vielmehr danach, ob eine Impfung wirkt und wie lange sie hält. Wer heute impft, sollte konsequent durch Auffrischungen dafür sorgen, dass der Impfschutz nicht nachlässt. Das Impfen der Zukunft wird deshalb auch ein Nachimpfen sein. Auch die Wechselwirkungen von Impfstoffen untereinander können ihre Wirksamkeit beeinträchtigen. Wie voll darf der Impfplan also noch gestopft werden? Denn wer will schon jeden Schnupfen wegimpfen, wenn dadurch der Impfschutz gegen eine Gehirnhautentzündung nachlässt.

Wackernheim, Juni 2008

Martina Lenzen-Schulte

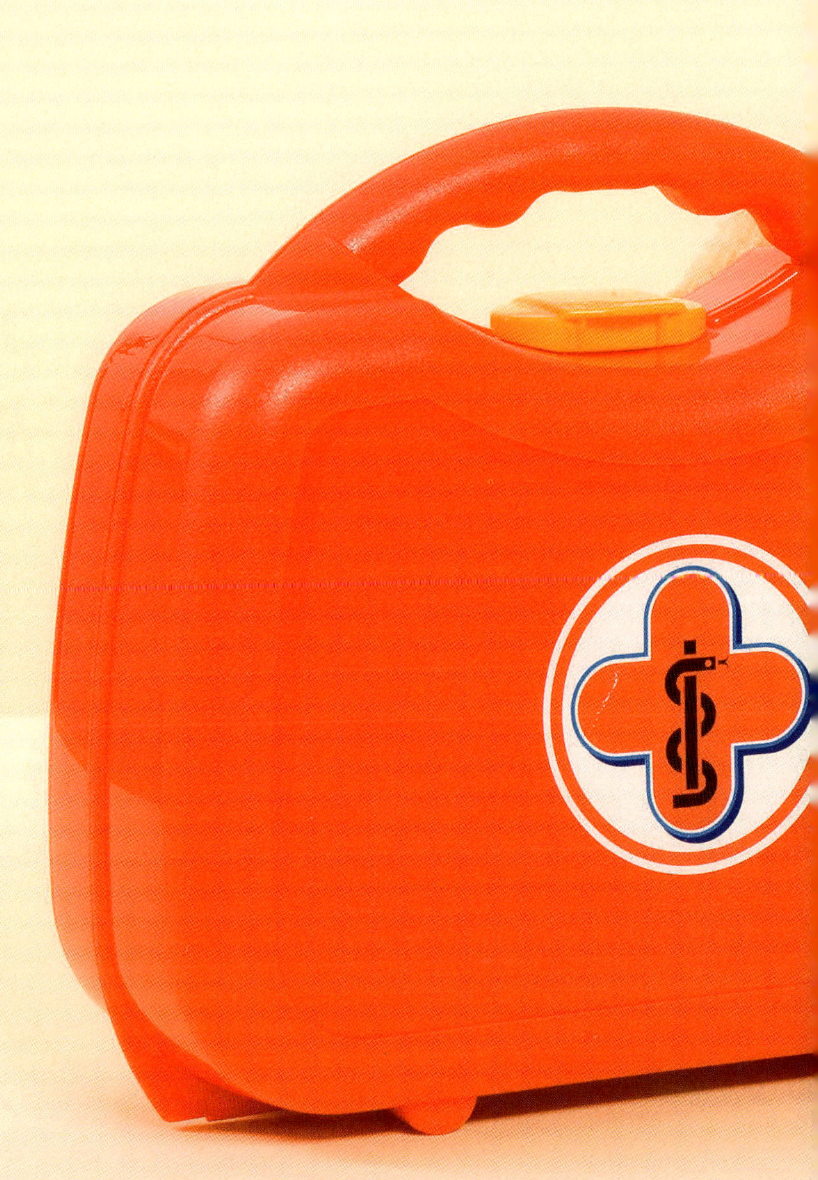

Wer sind die Drahtzieher?

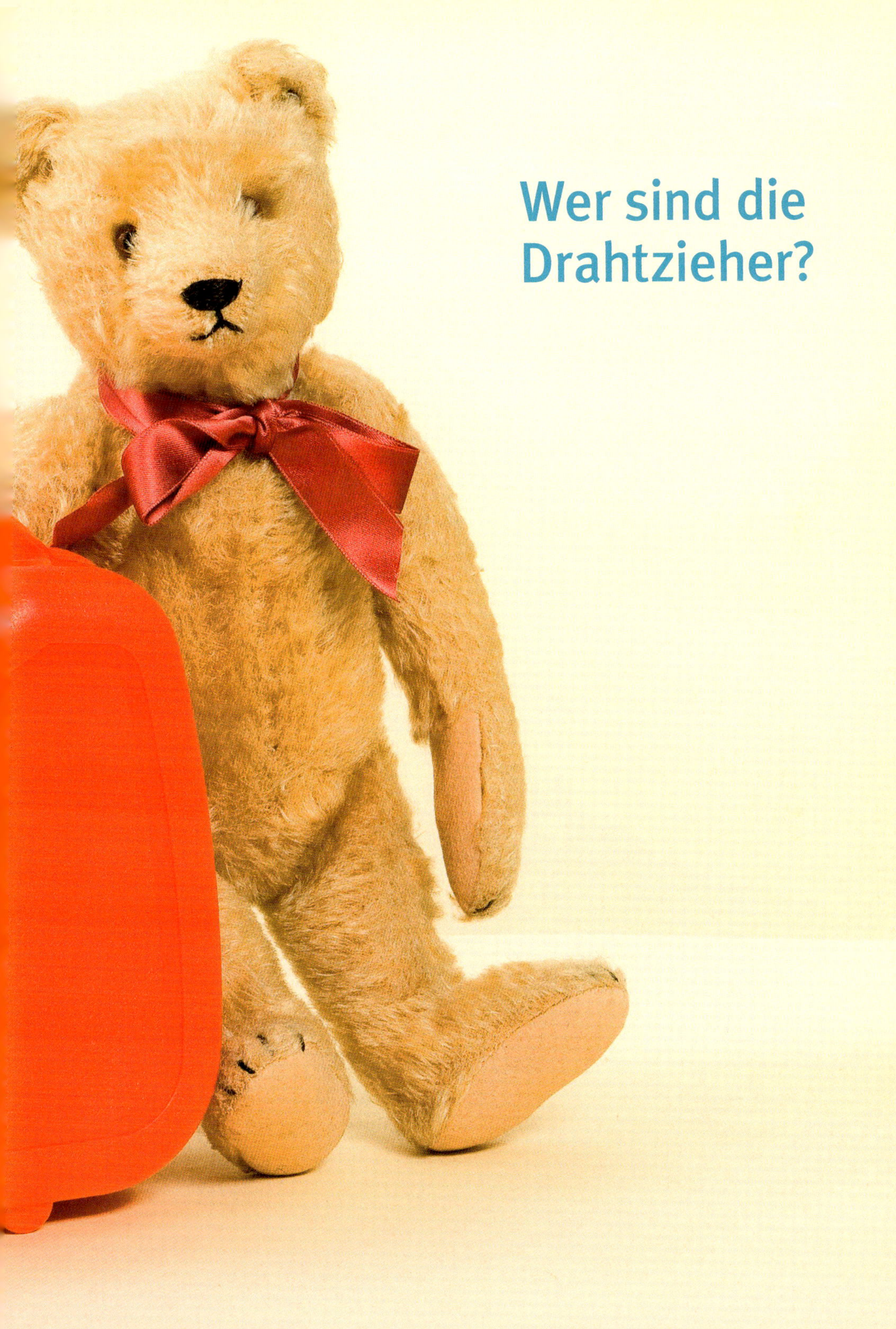

Wie ist das Impfen geregelt?

Impfzwang gibt es in Deutschland nicht. In der ehemaligen DDR gab es eine gesetzliche Impfpflicht. Das spiegelte die Auffassung wider, dass dem Einzelnen auch gesundheitspolitisch von oben herab, vom Staat, diktiert wird, wie er sich zu verhalten hat. Die Impfpflicht der neuen Bundesländer trat nach der Wiedervereinigung 1989 außer Kraft. Wie in den alten Bundesländern, so können seither auch im wiedervereinigten Deutschland Eltern nicht dazu gezwungen werden, ihre Kinder impfen zu lassen. Hierzulande gibt es lediglich Impfempfehlungen, die begründen, warum Experten eine Impfung für sinnvoll halten, daran halten muss sich niemand.

Vielleicht haben Sie Freunde in Nachbarländern, die Ihnen da ganz anderes berichten. Erst Anfang des Jahres 2008 wurden in Belgien zwei Elternpaare zu Gefängnisstrafen verurteilt, weil sie ihre Kinder nicht gegen Polio impfen ließen, wozu sie dort gesetzlich verpflichtet sind. Andere Länder üben mitunter indirekt Druck aus. In den Vereinigten Staaten dürfen Kinder keine öffentlichen Einrichtungen wie Kindergärten oder Schulen besuchen, sofern ihnen die empfohlenen Impfungen fehlen. Da kann es Ihnen passieren, dass Ihr Kind im Rahmen eines Schüleraustausches an der Einreise gehindert wird. In Deutschland steht es dem Einzelnen oder den Eltern nach wie vor frei, sich für oder gegen eine Impfung zu entscheiden. Allerdings wird auch hierzulande – zum Beispiel anlässlich immer wieder aufflammender Masernepidemien – die Impfpflicht gefordert.

Die Macht der ständigen Impfkommission (STIKO)

Impfen ist im Infektionsschutzgesetz geregelt. Nach § 4 dieses Gesetzes soll das Robert-Koch-Institut in Berlin die Ausbreitung von Infektionskrankheiten verhindern, wozu auch Impfungen gehören. Dazu gibt es am Robert-Koch-Institut eine ständige Impfkommission – die STIKO. Diese gibt Impfempfehlungen heraus, die laut Urteil des Bundesgerichtshofes vom 15. Februar 2000 (VI ZR 48/99) als medizinischer Standard zu gelten haben. Empfohlene Impfungen müssen von den Krankenkassen auch bezahlt werden. Dem für die Leistungen der Kassen zuständigen gemeinsame Bundesausschuss bleibt oft nichts anderes übrig, als die Empfehlungen der STIKO passieren zu lassen. Denn Abweichungen müssten eigens begründet werden. Dazu müssten alle Daten erneut analysiert werden, was aber oft zu zeitaufwendig ist. Daher ist die STIKO de facto ein absolutistischer Kronrat, dessen Wort gilt.

Dieses Konzept wird indes zunehmend infrage gestellt: Zum einen wünschen sich die Kritiker mehr Transparenz, was die Verhandlungen um einen Impfstoff angeht; zum anderen wird immer häufiger gefordert, die Beziehungen der STIKO zu jenen Firmen offenzulegen, die Impfstoffe herstellen.

Es fehlt an Transparenz

Denn die 16 ehrenamtlichen Mitglieder der STIKO werden vom Bundesminister der Gesundheit berufen und sollen unabhängig und kritisch prüfen, welche Impfungen sinnvoll sind und welche nicht. Zahlreiche Mitglieder der STIKO erhalten Geld von Impfstoffherstellern, zum Beispiel als Honorar für Vorträge auf Symposien, die diese Firmen veranstalten. Solche Verbindungen sind auch andernorts in der Medizin üblich, etwa wenn Ärzte Medikamente in Studien prüfen und dann darüber in wissenschaftlichen Zeitschriften berichten. Nur ist es da inzwischen Pflicht, jedwede Verquickung offenzulegen – damit der Leser zum Beispiel erkennt, ob ein Mittel auch von jenen Experten gepriesen wird, die sich noch nie eine Kongressreise vom Hersteller haben bezahlen lassen. Derartige Transparenz wurde der STIKO lange Zeit nicht abverlangt.

Neuer STIKO-Chef: Chronik eines angekündigten Wandels

Die unabhängige Zeitschrift »Arznei-Telegramm« rügte beispielsweise, dass das STIKO-Mitglied Professor Ulrich Heininger bereits von allen großen Impfstoffherstellern Honorare erhalten habe und daher laut Geschäftsordnung eigentlich an keiner Beratung über Impfstoffe mehr teilnehmen dürfte. Auch der frühere Vorsitzende der Kommission, Heinz-Josef Schmitt, erntete immer wieder Kritik. Schmitt hat sich, wie er in einem Interview bekannte, »inzwischen entschieden, ganz in die Industrie zu wechseln« und seinen Posten als Pädiater an der Universitätsklinik Mainz aufgegeben. Er ist inzwischen für den Impfstoffhersteller Novartis tätig.

Das alles muss keineswegs bedeuten, dass einzelne Impfstoffe nicht mit guten wissenschaftlichen Gründen empfohlen wurden. Der amtierende Vorsitzende, der Arbeitsmediziner Professor Friedrich Hofmann, sieht sich denn auch als nach wie vor unabhängig und will die Protokolle der Sitzungen künftig öffentlich machen. Auch die Nachfrage der Bündnisgrünen an die Bundesregierung hatte zur Ankündigung von mehr Transparenz geführt. Wenn Sie die Internetseiten des Robert-Koch-Instituts aufsuchen, finden Sie dort inzwischen offengelegt, welche Mitglieder der STIKO in welchem Umfang finanzielle Beziehungen zur pharmazeutischen Industrie unterhalten.

Impfstoffe kosten viel Geld und belasten die Kassen

Die jüngste Kritik an der STIKO kommt nicht von ungefähr so geballt daher, denn gerade in den letzten Jahren bedeuteten ihre Empfehlungen auch eine enorme Belastung des Budgets der gesetzlichen Krankenkassen. Diese müssen alle Impfungen bezahlen, die die STIKO empfiehlt. Allein für die Impfungen gegen Windpocken und gegen die beiden Meningitiserreger Pneumokokken und Meningokokken (siehe S. 67–78) werden die Kosten jährlich auf rund 240 Millionen Euro veranschlagt. Für die Durchimpfung aller infrage kommenden Mädchen in Deutschland mit der neuen Impfung gegen Gebärmutterhalskrebs (HPV, siehe S. 98–101) würden die Ausgaben Hochrechnungen zufolge gut eine Milliarde Euro betragen, danach kämen jedes Jahr weitere 170 bis 180 Millionen Euro für diese teuerste Impfung aller Zeiten hinzu.

Wer verdient am Impfen?

Wenn impfen so viel Geld kostet, fragt man sich, wohin es fließt. Im Impfen nur Geldmacherei zu wittern, greift allerdings zu kurz. Kosten sind nur eine Seite der Medaille. Denn neben dem gesundheitlichen Nutzen von Impfungen steht auch das Potenzial, Kosten einzusparen. Weniger Kinder müssen im Krankenhaus behandelt werden, weniger Eltern fallen am Arbeitsplatz aus.

Der Arzt erhält nur drei bis sieben Euro pro Impfung

85 bis 90 Prozent aller Impfungen werden von niedergelassenen Ärzten verabreicht. Jede Impfung kann der Arzt extra abrechnen; Impfungen fallen nicht unter die Budgetausgaben, die von den Ärzten nicht überschritten werden dürfen. Allerdings sind es nicht die Arztkosten, die bei Impfungen zu Buche schlagen, erbringt eine Einzelimpfung dem Arzt doch lediglich drei bis sieben Euro. Hingegen kostet zum Beispiel der gerade schon genannte Impfstoff gegen Gebärmutterhalskrebs in Deutschland deutlich mehr als 400 Euro. Arztkosten schlagen hier mit einem verschwindend geringen Anteil zu Buche.

Die Impfleistungen für Einzelimpfstoffe treiben die Ausgaben der gesetzlichen Krankenkassen deutlich in die Höhe. So entfiel auf Einfachimpfstoffe von Januar bis November 2007 ein Umsatz von 733 Millionen Euro, einer Steigerung gegenüber dem Vorjahr um 90 Prozent.

Die Hauptkostentreiber waren dabei die neuen Impfstoffe gegen Gebärmutterhalskrebs (HPV, siehe S. 98–101) und die Impfung gegen die FSME, eine Gehirnentzündung, die durch Zeckenbisse übertragen werden kann (siehe S. 102-103). An zweiter Stelle lagen die Grippe-Impfungen.

Für die Hersteller ist das Geschäft lukrativer

Da verwundert es nicht, dass dies Begehrlichkeiten weckt: Die Börsenanalysten sprechen schon von einem »faszinierenden Wachstumsmarkt«. Weltweit wurden 2006 für 11,6 Milliarden Dollar Impfstoffe verkauft. Boten

um 1970 noch 25 Firmen Impfstoffe an, teilen inzwischen fünf Hersteller 91 Prozent des gesamten Marktes unter sich auf. Der Marktführer Sanofi-Aventis beherrscht dabei ein Viertel, gefolgt von GlaxoSmithKline, Merck und Wyeth. Chiron ist Fünfter, war aber für den Pharmariesen Novartis dennoch interessant genug. Man übernahm die Firma 2006 und gründete eine neue Abteilung »Novartis Vaccines and Development«. Das wird als Hinweis gewertet, dass der Pharmamarkt zunehmend Interesse an Impfstoffen entwickelt hat.

Standen 1996 noch 285 Impfstoffe in Entwicklung, sind es 2007 bereits 450 Impfstoffe gewesen.

Die Vielfalt des Angebots garantiert das jedoch nicht. Erst unlängst rügte die Deutsche Akademie für Kinder- und Jugendmedizin (der Dachverband aller pädiatrischen Verbände) die Folgen der Monopolisierung auf dem Impfstoffmarkt. Das deutsche Impfprogramm würde von ein bis zwei Anbietern bestritten. Ein Keuchhusteneinzelimpfstoff sei seit 2005 nicht mehr auf dem Markt, was individuelle Impfentscheidungen schon jetzt schwierig machte. Hier sei auch die Politik gefordert, um die Bedingungen zu schaffen, damit sich nationale Impfprogramme nicht dem Marktdiktat der Hersteller beugen müssten, fordern die Kinderärzte.

7 Es gibt mehr Geld für die Impfforschung

Allen voran hat die Bill-&-Melinda-Gates-Stiftung sich die Entwicklung neuer Impfstoffe zur Aufgabe gemacht. Vor allem die Geißeln der Entwicklungs- und Schwellenländer sollen endlich wirkungsvoll bekämpft werden – also HIV, Malaria und Tuberkulose. Die Stiftung unterstützt zudem Organisationen, die Impfungen in ärmeren Ländern fördern, in denen Kinder noch lange nicht selbstverständlich mit Impfstoffen versorgt werden. Schon jetzt gehen 90 Prozent der Impfstoffumsätze in die Entwicklungs- und Schwellenländer – aber die Industriestaaten zahlen das meiste Geld. Zwei Drittel des Impfstoffverkaufertrags liefern Europa (44 Prozent) und die USA (22 Prozent). Während die WHO für die armen Länder über Großaufträge den Preis zu drücken vermag, scheint es, als nutzten diejenigen Industrienationen, die für die höchsten Einkünfte sorgen, dies nicht als Verhandlungsspielraum.

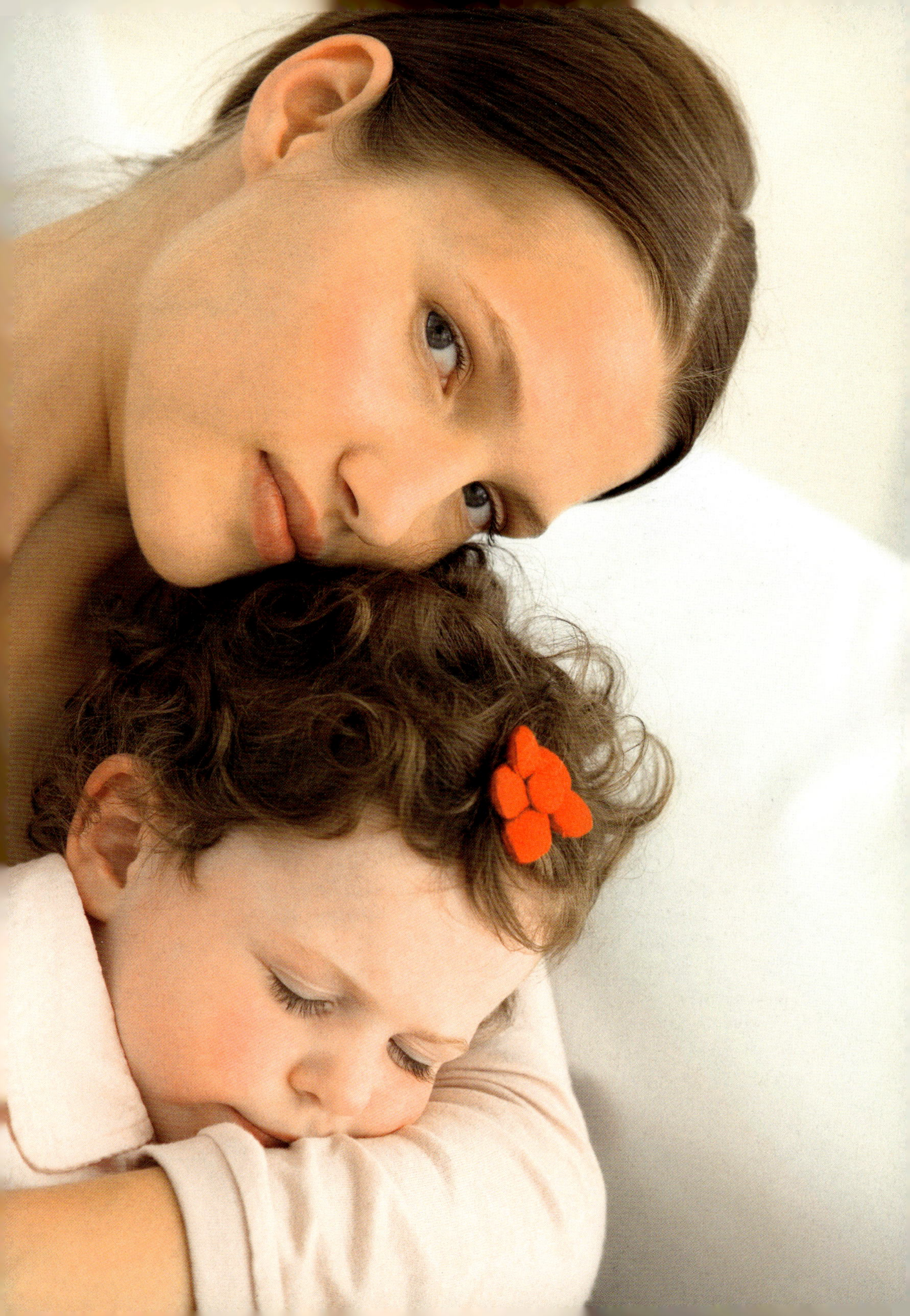

 Das Kosten-Nutzen-Verhältnis ist unklar

Den Kosten für das Impfen stehen Einsparungen gegenüber. Wenn weniger Kinder krank werden, weniger Kinder dauerhafte Schäden davontragen oder Eltern seltener wegen ihrer kranken Kinder der Arbeit fern bleiben müssen, spart das dem Gesundheitssystem und der Volkswirtschaft Kosten. So kommt etwa eine gesundheitsökonomische Analyse für die Windpockenimpfung in Deutschland zu dem Schluss, dass sich das Impfen bei Verhinderung von mehr als vier Fünftel aller Windpockeninfektionen und -komplikationen finanziell auszahle. Was aber, wenn nachgeimpft werden muss, wie es sich bereits abzeichnet, weil die eine Impfung nicht ausreicht? Dann stimmt die Rechnung bereits nicht mehr. Ökonomische Begründungen für Impfungen sind daher mit Unwägbarkeiten behaftet. Leider ist die Gesundheitsökonomie ein deutsches Stiefkind, vor allem, was die verlässliche Berechnung der Kosten-Nutzen-Verhältnisse von Impfungen angeht.

Die Sichtweisen der Eltern und der Ärzte

In einem Internetforum stieß ich bei meiner Recherche auf die bestürzende Nachricht einer jungen Frau, ihre Mutter impfe als Ärztin die Kinder in der Praxis zwar nach Vorschrift – ihre eigenen Kinder aber ganz anders, sie fände nämlich die meisten Impfungen schlecht. Solche Bekenntnisse nähren fälschlich den Verdacht, die Ärzte stünden allgemein gar nicht hinter dem, was sie ihren jungen Klienten und deren Eltern empfehlen. Das stimmt so nicht. Und dass sie nicht aus Profitgier Impfungen empfehlen, erkennt man schon an dem geringen Entgelt, das sie für eine Impfung erhalten.

9 Ärzte impfen ihre eigenen Kinder nicht nach Schema F

Eine Schweizer Umfrage ergab, dass Kinderärzte sich eher an die Impfempfehlungen halten, wenn es um das Impfen der eigenen Kinder geht, als andere Ärzte. Letztere zögern die Grundimmunisierung ihrer Kinder viermal häufiger hinaus als ihre pädiatrischen Kollegen. Sie wenden auch seltener Impfungen an, die neu empfohlen wurden, etwa diejenigen gegen Meningitis. Alle befragten Ärzte impften ihre Kinder hingegen zusätzlich gegen Erkrankungen, die, wie Hepatitis A, nicht im Impfplan vorgesehen sind.

Wenig Verständnis haben manche Impfärzte indes, wenn die Eltern ihrer kleinen Patienten nicht oder teilweise nicht nach Plan impfen lassen möchten. In den Vereinigten Staaten wollten 40 Prozent der befragten Kinderärzte solche impfunwilligen Familien nicht weiter betreuen. Den Wackelkandidaten unter den Eltern, die nur diese aber nicht jene Impfungen wünschten, wollten 28 Prozent der Befragten die Praxistür weisen. Kritische Eltern haben es mithin schwer, sie sind indes zu Unrecht verschrien.

10 Die Fragen der Eltern werden nicht ernst genommen

Kritische Eltern werden mitunter als unwissend, hysterisch-überängstlich und von Impfgegnern ideologisch fehlgeleitet dargestellt. Weit gefehlt, wie eine genauere Analyse von tausenden von Elterninterviews aus dem Jahr 2007 zeigte. Dieses schiefe Bild komme nur dadurch zustande, dass man die Fragen der Eltern nicht ernst genug nehme. Doch die elterlichen Sorgen klingen sehr vernünftig: Wie sicher und verträglich ist die Impfung? Schützt sie wirklich vor dem Erreger? Schwächt das Impfen die Abwehrkräfte? Wie viele Impfungen schafft so ein kleiner Körper auf einmal?

Ein weiteres Vorurteil stellt die Impfwilligkeit jener Klienten infrage, die eher der alternativen Medizin zugeneigt sind. Auch das stimmt so nicht, denn sie sind mitunter sogar besser durchgeimpft als Erwachsene einer Vergleichsgruppe, die keine alternativen Heilmethoden anwendet. Offenbar haben andere Faktoren größeren Einfluss: Eine Untersuchung unter niederländischen Teenagern zeigte, dass nicht zuletzt der sozioökonomische Status über den Impfstatus entscheidet: Kinder, deren Eltern geschieden waren oder deren Vater arbeitslos war, wiesen die größten Impflücken auf.

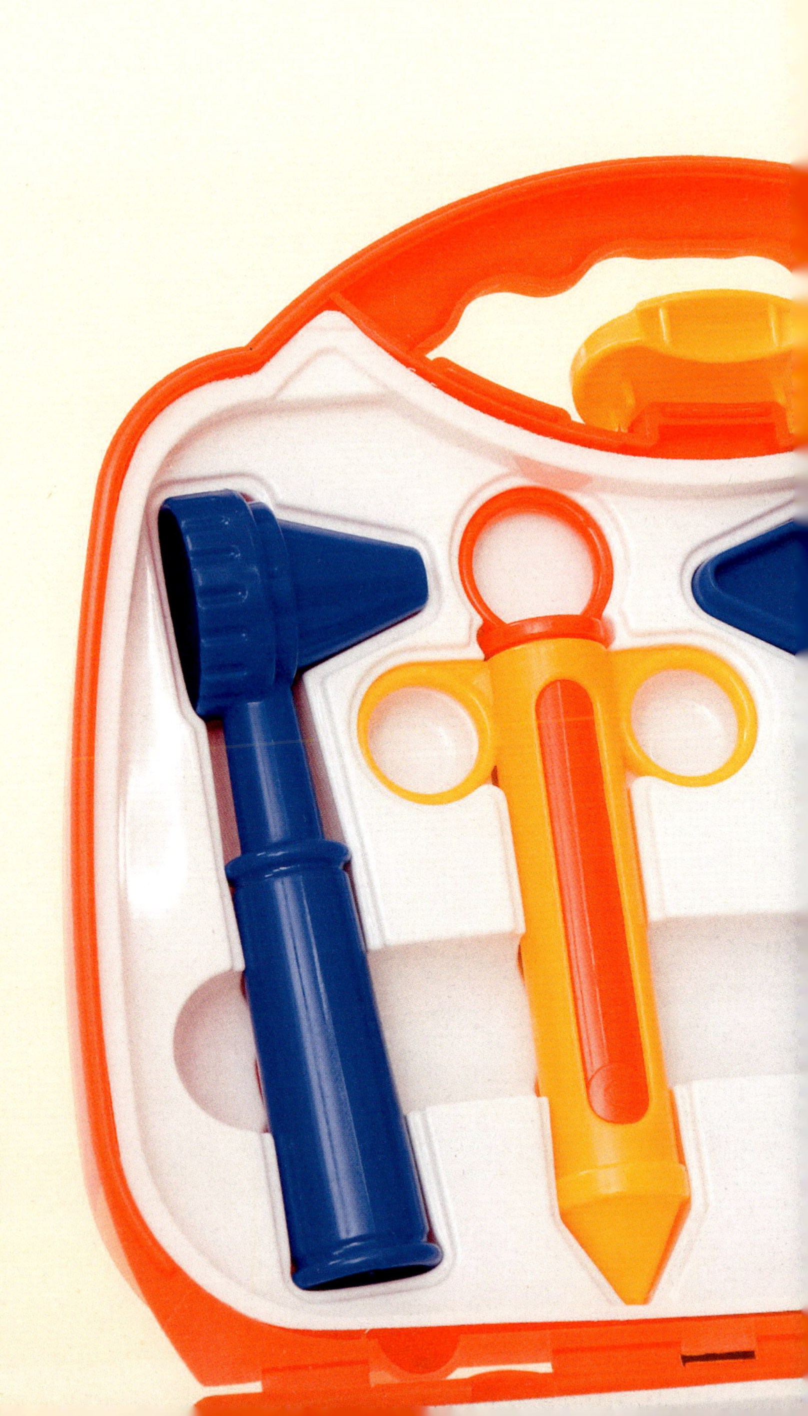

Wie wirken Impfungen?

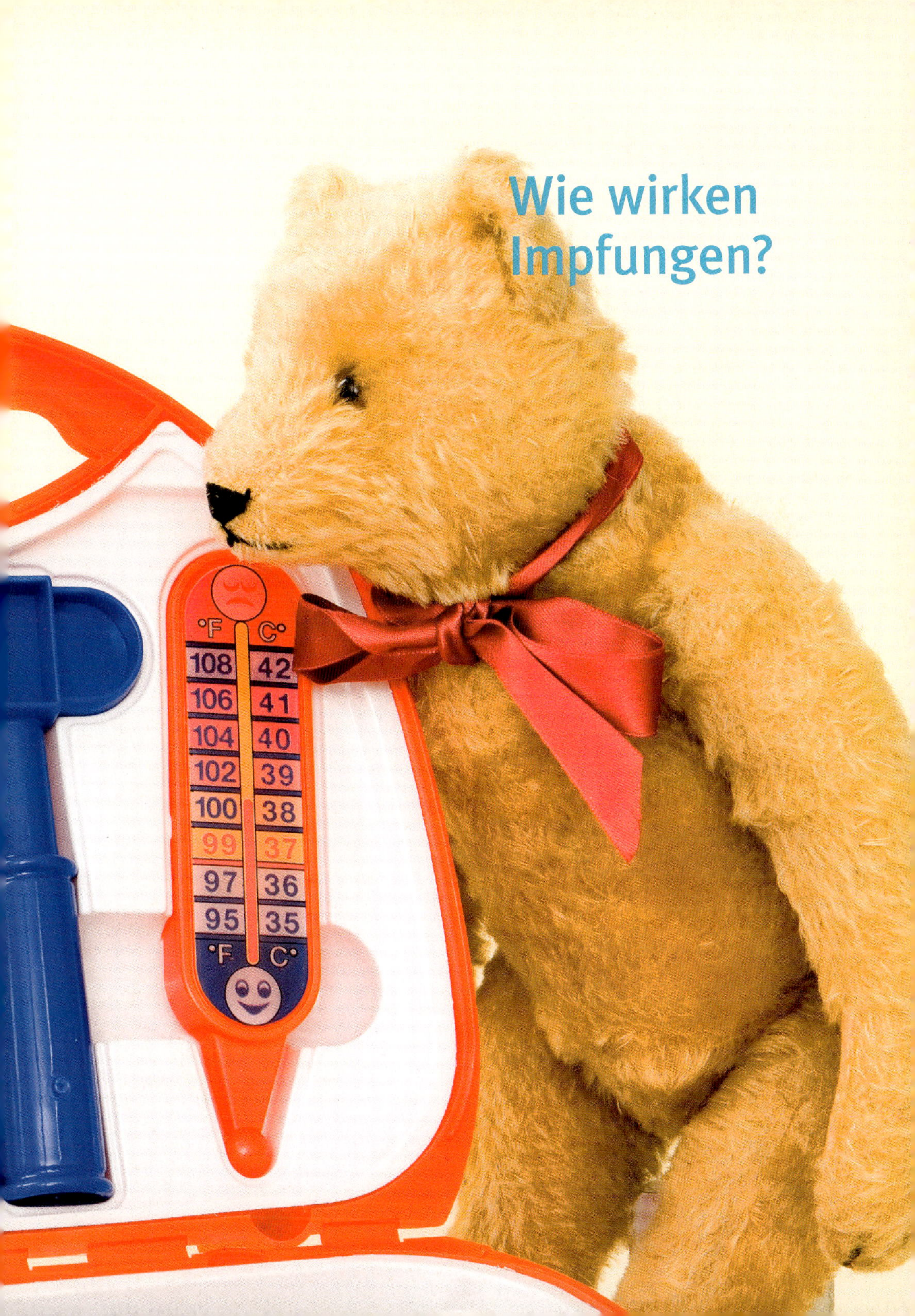

Was passiert im Körper?

Der menschliche Organismus muss sich vor schädlichen Eindringlingen – Bakterien, Viren, Parasiten – schützen. Hierzu wurde ein ebenso ausgeklügeltes wie Kräfte sparendes Abwehrsystem entwickelt: Da es nicht nur eine Unzahl von Erregern gibt, sondern diese sich noch dazu andauernd verändern, schaffen es nur flexible Truppen, sich immer wieder auf neue Feinde einzustellen und diese dann zu eliminieren. Diese wandlungsfähige Einsatztruppe – die wir auch beim Impfen nutzen – wird im Wesentlichen von zwei Zelltypen, den B- und T-Lymphozyten, gestellt, die ihrerseits ein Teil der weißen Blutkörperchen (Leukozyten) sind.

11 Unser Immunsystem verfügt über ein ganzes Waffenarsenal

Lymphozyten sind in der Lage zu erkennen, welche Zellen und Gewebe zum Körper gehören. Die lässt man unangetastet. Werden aber Eindringlinge ausgemacht, die, wie Infektionserreger, eindeutig »fremd« sind, werden sie so schnell wie möglich unschädlich gemacht.

Was fremd ist, erkennen die Abwehrzellen an Oberflächenmerkmalen (= Antigenen) der Infektionserreger. Viele Strukturen können als Antigene wirken:

- Eiweißstrukturen (Proteine), mit denen Bakterien zum Beispiel an Zellen andocken,
- Vielfachzucker (Polysaccharide) aus den Kapseln um Bakterien herum,
- aber auch einzelne Gifte, wie sie von Bakterien abgesondert werden.

Erreger können also mehrere Strukturen aufweisen, die als Antigene wirken. Es kann sein, dass ein Antigen so charakteristisch ist, dass es eine Art unverwechselbare Kennung darstellt.

Die Waffe, mit der der Körper ein Antigen bekämpft, ist der Antikörper. Er passt auf das Antigen wie ein Schlüssel ins Schloss. Antikörper sind Eiweißstoffe – sogenannte Immunglobuline – die von den B-Lymphozyten hergestellt werden – pro B-Zelle ein Antikörpertyp. B-Lymphozyten entstammen wie andere Immunzellen dem Knochenmark – täglich schleust unser Körper rund 20-mal 10^6 B-Zellen von dort in die Blutbahn. Mehr als 90 Prozent davon gehen nach ein paar Tagen wieder zugrunde. Verschwendung? Keineswegs. Denn hier liegt die Grundlage der Flexibilität. So gelingt es, ein Riesensortiment an verschiedenen Antikörpertypen parat zu halten.

Fresszellen, ein weiterer Teil der Abwehrtruppe, können sich fremde Eindringlinge einverleiben. Sie zerhacken diese und präsentieren einzelne Antigene dieser Erreger auf ihrer eigenen Oberfläche. Jene B-Lymphozyten, die nun zufällig passende Antikörper zu einem der Antigene herstellen, werden dann bei einem Kontakt mit der Fresszelle infolge solch einer Antigenpräsentation animiert, ihre Produktion zu vervielfachen. Sie verwandeln sich dadurch in Plasmazellen und werfen sekündlich bis zu 3000 Antikörper ins Blut. Diese Antikörper verbinden sich mit den Antigenen der Bakterien und verklumpen mit diesen. Ein solcher Antigen-Antikörper-Komplex ist nicht nur weniger schädlich, er wird auch von anderen Immunzellen erkannt und zerstört.

Ein Teil der B-Zellen, die ein Antigen erkannt haben und passende Antikörper herstellen, verwandelt sich in Gedächtniszellen. Diese fangen auch nach Jahren, wenn der Eindringling den Körper noch einmal infiziert, sofort mit der Produktion großer Antikörpermengen an. Die Infektion wird so im Keim erstickt, kann sich gar nicht erst entfalten. Das nennt man immunologisches Gedächtnis und ist im Kern das Geheimnis jeden Impfens.

T-Zellen fungieren einerseits als Helferzellen der B-Zellen – sie machen deren Antikörperproduktion noch effektiver. Sie sind andererseits selbst Killer. Denn sie tragen Antikörper fest an ihrer Oberfläche und erkennen damit auch Antigene von Fremdstoffen. Jedoch sind sie darauf spezialisiert, solche Fremdantigene des Erregers zu erkennen, die an der Zelloberfläche von körpereigenen Zellen hängen: Damit signalisieren diese Körperzellen, welch ein Problem in ihnen steckt – ein Erreger hat mich befallen. Das spielt besonders bei der Eliminierung von Viren eine Rolle, die sich in Zellen verstecken. Auch T-Zellen können Gedächtniszellen bilden, die sich später an genau diese Virusart erinnern und dann rascher als beim Erstkontakt zuschlagen.

 Die körpereigene Abwehr braucht ein »Fahndungsfoto«

Eine Impfung macht nun aus B- und T-Zellen Gedächtniszellen, ohne dass sie mit dem echten Erreger, mit dem Wildtyp, schon einmal wirklich zu tun hatten: Sie sind wie Passkontrolleure, die von einem gefährlichen Terroristen ein Fahndungsfoto besitzen und sofort alle Einsatzkräfte zusammenrufen, wenn sie ihn sichten.

Deshalb ist der Impfstoff im Vergleich zum Wildtyp, dem echten Virus oder dem echten Bakterium, genauso ungefährlich wie ein Fahndungsfoto im Vergleich zum leibhaftigen Terroristen.

Als Impfstoff verwendet man

- entweder lebende, abgeschwächte Erreger (Masern, Mumps, Röteln, Windpocken),
- abgetötete Erreger (Polio- oder Grippeviren),
- einzelne Bestandteile des Erregers (Teile der Bakterienhülle von Hämophilus influenzae, Keuchhusten, Oberflächenmoleküle des Hepatitis-B-Virus) oder
- unschädliches Bakteriengift (Wundstarrkrampf, Diphtherie).

Dadurch wird die Immunabwehr zur Auseinandersetzung mit diesen »Fakes« angeregt und bildet Gedächtniszellen aus, die sofort ein effektives Räumkommando in Gang setzen, sobald ein lebendiger Krankheitserreger auftaucht.

Ein immunologisches Gedächtnis bildet sich aber umso eher, je länger und intensiver sich die Abwehrtruppen mit dem Feind auseinandersetzen konnten. Lebende Erreger vermehren sich noch eine Zeit lang, abgeschwächte schon weniger, tote gar nicht. Fazit: Eine Impfung ist zwar weniger gefährlich, aber im Hinblick auf das Fahndungsfoto auch weniger effektiv als eine Wildtypinfektion. Das kann man teilweise ausgleichen (siehe Nr. 33). Außerdem wirkt jeder erneute Feindkontakt stimulierend. Der Erregerkontakt nach einer Impfung heißt »Boosterung« und frischt das Gedächtnis des Immunsystems auf. Eine künstliche Boosterung ist die Auffrischungsimpfung: Sie ist umso eher nötig, je weniger vom Wildtyperreger in der Bevölkerung kursiert und je seltener deshalb mit einer natürlichen Boosterung zu rechnen ist.

13 Besonderheiten bei Säuglingen

So ein Baby erweckt in vielem den Eindruck der Hilflosigkeit. Man fragt sich unwillkürlich, wie es sich wohl nach der Geburt gegen gefährliche Keime wehren kann. Eigentlich schon sehr gut. Denn selbst das Ungeborene im Mutterleib könnte schon Antikörper bilden, tut es aber nicht. Der Feind fehlt, da es in einer fast sterilen Umgebung schwimmt. Zudem erhält es als Dreingabe etwa vier Wochen vor der Geburt von der Mutter über die Plazenta eine Menge von deren eigenen Antikörpern. Die nimmt es mit in die Welt nach der Geburt und zehrt sie langsam auf – im Laufe der ersten Lebenswochen und Monate.

Einige Unreifen sind allerdings vorhanden, die die Auseinandersetzung mit manchen Erregern erschweren:

- Kinder unter 18 Monaten bilden noch keine B-Gedächtniszellen gegen Polysaccharidantigene, wie sie in den Bakterienkapseln mancher Erreger vorkommen. Das betrifft vor allem die Erreger der Hirnhautentzündung. Das heißt, hier entsteht nach der Impfung gegen Polysacharidantigene kein Fahndungsfoto. Das erklärt auch, warum gerade Säuglinge und Kleinkinder so anfällig für diese Erregertypen sind.
- Die Antikörperantwort von Neugeborenen ist noch sehr kurzlebig, weil im Knochenmark noch nicht genügend Signalstoffe hergestellt werden, die für das Überleben der B-Lymphozyten wichtig sind.
- Schließlich sind ihre Fresszellen noch nicht so leicht reizbar, reagieren träger als die des Erwachsenen.

14 Das kindliche Immunsystem ist bereits sehr leistungsfähig

Müssen wir als Eltern also fürchten, wegen dieser Schwachstellen im kindlichen Immunsystem könne ein Baby so früh nicht mit so vielen Impfungen fertig werden? Doch, kann es trotzdem! Schon der Säugling nimmt es spielend mit einer Vielzahl von Erregern auf. Denn die oben angeführten Einschränkungen betreffen nur bestimmte Sektionen des Immunsystems. Wenn ein Impfstoff durchschnittlich 100 Antigene enthielte, könnten Kinder etwa mit 10 000 Impfungen auf einen Schlag fertig werden.

Dass zu viele Impfungen auf einmal den kindlichen Organismus überforderten, stimmt deshalb nicht, denn:

Die elf Impfungen, die wir als Grundimmunisierung (ohne Windpocken) verabreichen, beschäftigen gerade mal 0,1 Prozent des Immunsystems. Zudem konnte die Zahl der Antigene in Impfstoffen deutlich verringert werden. Das gelang beispielsweise durch verbesserte Zusatzstoffe, durch die man es schafft, eine stärkere Immunantwort mit deutlich weniger Antigenen hervorzurufen. 1960 enthielt die Kombinationsimpfung gegen Tetanus, Kinderlähmung, Diphtherie und Keuchhusten etwas mehr als 3200 als Antigene wirkende Eiweiße. Heute wird gegen mehr als doppelt so viele Infektionen geimpft. Dennoch hat der Körper dabei nur noch 125 Antigene zu verarbeiten.

15 Impfen funktioniert sogar direkt nach der Geburt

Auch ein anderes Beispiel belegt, dass das Abwehrsystem des Ungeborenen schon sehr effektiv arbeitet. Bereits unmittelbar nach der Geburt kann eine Impfung funktionieren. Manche Neugeborenen bedürfen zum Beispiel eines Sofortschutzes – wenn etwa die Mutter mit Hepatitis B infiziert ist. Dann kann man nicht das übliche Impfschema abwarten. Eine entsprechende Impfung, die wenige Stunden nach der Geburt verabreicht wird, schlägt durchaus an. Die Frage ist nur, wie lange der Schutz solcher sehr frühen Impfungen bestehen bleibt, weil die Immunantwort – wie oben erläutert – noch sehr kurzlebig ist.

Vielleicht wurden Sie aber schon von der Argumentation verunsichert, dass einige Impfungen kurz nach der Geburt nicht funktionierten, zeige doch, dass der kindliche Organismus nicht reif sei für Impfungen.

Das lässt sich aber aufklären: Manche Impfungen funktionieren deshalb nicht, weil die Säuglinge wegen des Nestschutzes noch Antikörper von der Mutter haben. Dann reagiert das Immunsystem nicht, weil es noch gut mit Antikörpern gegen den (abgeschwächten) Impferreger bestückt ist, aber nicht, weil es mit diesem etwa nicht klarkäme.

16 Der Impfstoff kann stärker wirken als der Erreger

Weil Kinder unter 18 Monaten noch keine Gedächtniszellen gegen die in den Kapseln mancher Bakterien vorhandenen Polysaccharide bilden können, funktioniert eine Impfung gegen solche Bakterien in dieser frühen Phase so nicht. Hier hat die Impfstoffforschung einen Umweg gewählt: Man

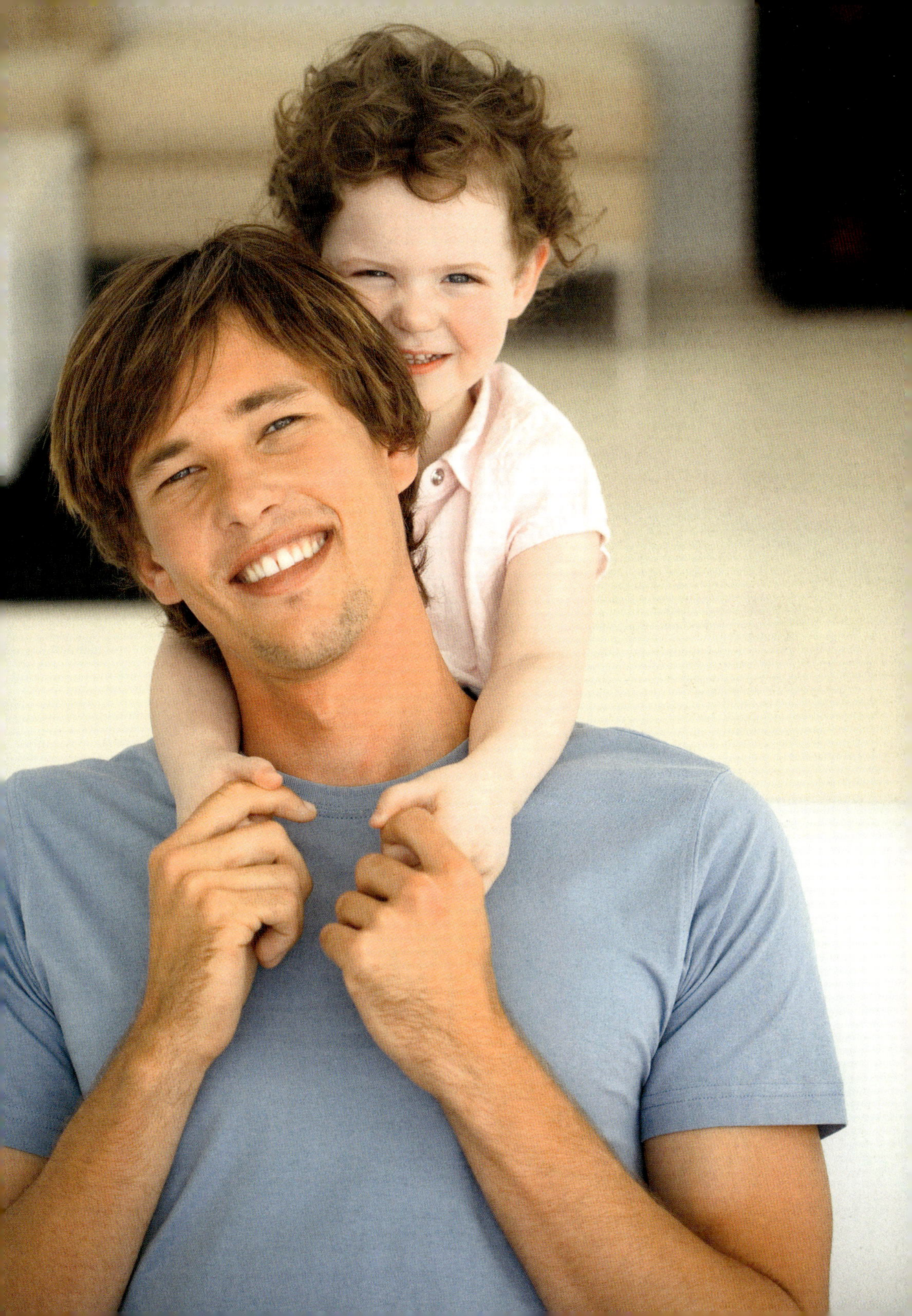

koppelt die Polysaccharidantigene an Eiweißstrukturen – man konjugiert also zwei Strukturen miteinander –, die genau diejenigen Abwehrmechanismen in Gang setzen, die man benötigt, um dennoch Gedächtniszellen mit einem Fahndungsfoto des Erregers zu bekommen. Diese Konjugatimpfstoffe erlauben es, die besondere Schwäche des kindlichen Immunsystems zu umschiffen. Hierbei kehrt sich sogar ein Impfdogma um: Normalerweise wirkt der Wildtyp am stärksten auf das Immunsystem. Bei den Konjugatimpfstoffen kann es umgekehrt sein: Hier kann der Impfstoff eine stärkere Immunantwort hervorrufen als der eigentliche Erreger.

17 Wie Eltern zum Impferfolg beitragen können

Können wir als Eltern etwas tun, um dem Kind in den Impfphasen zu helfen? Noch ist wenig darüber bekannt, welche Faktoren das Impfen beeinflussen, einige Erkenntnisse gibt es aber schon: Nicht rauchen, lange stillen, gesund ernähren!

Eltern, die rauchen, tun ihren Kindern ohnehin keinen Gefallen. Aber sie verschlechtern auch die Wirkung von Impfungen. Das gilt zumindest für Kinder, die zu Allergien neigen, also zu Neurodermitis, Bronchialasthma oder Heuschnupfen. Ihr Immunsystem ist bereits angeschlagen – es funktioniert nicht richtig und reagiert auf eine Impfung nicht immer wie eine gesunde Abwehr. Diese schlechte Ausgangssituation verschlimmern Eltern durch Rauchen.

Wenn Sie Ihr Kind stillen, helfen Sie ihm, aus einer Impfung das Beste herauszuholen. Kann ein Kind allerdings nicht sechs Monate oder länger gestillt werden, lässt sich die Impfwirkung dennoch über die Ernährung unterstützen. Hier haben sich probiotische Nahrungsmittel als hilfreich erwiesen. Sie sind zum Beispiel mit Laktobazillen, mit Milchsäurebakterien, angereichert und werden vorzugsweise in Form von Joghurt vertrieben. Sie stärken über den Darm das Immunsystem und können auch bei Impfungen hilfreich sein. Laktobazillen können zum Beispiel die Wirkung einer Diphtherie-, Tetanus- und Hib-Impfung unterstützen.

18 Stress könnte sich auch positiv auswirken

Wenn die kleinen Würmchen beim Kinderarzt den Impfstich bekommen, möchte man ihnen oft gern den Stress ersparen. Die einen empfehlen Zuckerlösungen, um das Impfen angenehmer zu machen, die anderen setzen auf beruhigende Musik. Auch Tätowiernadeln wurden bereits als Alternative zur Arztspritze eingesetzt. Ist nicht der ganze Organismus ohnehin genug gefordert bei der Impfung? Sicher ist es hilfreich, eine beruhigende Atmosphäre zu schaffen. Aber zu viele Gedanken muss man sich nicht machen. Denn Stress kann das Immunsystem auch positiv anregen. Unlängst hat man zum Beispiel herausgefunden, dass Stress eine Impfung unterstützen kann. Männer, die vor einer Impfung tüchtig Fahrrad fuhren oder statt dieses körperlichen Stressfaktors psychisch durch Rechnen gefordert wurden, haben mit einer verbesserten Immunantwort auf eine Impfung reagiert – getestet wurde hierbei eine Impfung gegen den Erreger einer Gehirnhautentzündung. Das ist zwar nur ein Studienergebnis unter künstlichen Bedingungen. Man kann deshalb nicht sicher schlussfolgern, dass jede Art von Stress beim Impfen guttut, dafür weiß man noch zu wenig über die Einflussfaktoren. Anscheinend müssen sich aber Eltern selbst keinen Stress beim Impfen machen, um den Stress des Impflings mit allen Mitteln niedrig zu halten.

Was Sie über Nebenwirkungen wissen sollten

Impfnebenwirkungen machen Eltern die größten Sorgen, wenn sie überlegen, ob sie ihr Kind impfen lassen wollen oder nicht. Sicher haben Sie in Internetforen schon grausige Dinge gelesen, die Ihnen Angst machen, selbst wenn Sie die Impfung für sinnvoll halten. Impfnebenwirkungen sind die Keule, mit der Impfgegner schon immer ihren Argumenten Nachdruck verliehen haben, sie führen regelmäßig zu hitzigen Diskussionen. Um unnötiger Panik vorzubeugen, möchte ich vor allem aufzeigen, welche Reaktionen des Körpers harmlos sind – und als Reaktion auf eine vorgetäuschte Infektion auch nicht immer zu vermeiden sind. Zudem muss man wissen, dass nicht alles, was als Impfreaktion bezeichnet wird, auch eine Reaktion auf eine Impfung ist. Das Risiko schwerwiegender Impffolgen muss man aber auch kennen, um abwägen zu können. Auch sie werden im Folgenden behandelt.

Lokale Impfreaktionen, Abgeschlagenheit und Übelkeit

Rötungen und Schwellungen an der Einstichstelle sind ebenso harmlos wie häufig nach Impfungen. Sie stellen meist eine Reaktion auf die Injektion dar. Sie können in seltenen Fällen sehr schmerzhaft sein. Da viele Impfungen heute in allen Arten von Kombinationen verabreicht werden, kann man auch nur schlecht unterscheiden, was von welcher Impfung herrührt, welche mehr oder weniger zu solchen lokalen Reaktionen neigen. Die Häufigkeit solcher lokalen Reaktionen wird auf rund 20 Prozent beziffert; jedes fünfte Kind muss also nach einer Impfung mit Rötungen und Schwellungen an der Einstichstelle rechnen. Kein Wunder also, dass dies unter Müttern ein Thema ist. Infolge der Abwehrarbeit kann auch der gesamte Organismus in Mitleidenschaft gezogen werden, häufig äußerst sich das in Fieber, Abgeschlagenheit, Appetitlosigkeit und ähnlichen Symptomen, die auch sonst bei Infektionen beobachtet werden. Solche Allgemeinsymptome sind indes viel seltener, wenige Prozent der Impflinge sind davon betroffen. Bei einigen Impfungen kann es auch zu Übelkeit, Erbrechen und Durchfällen kommen.

Warum es so schwer ist, tatsächliche Impffolgen auszumachen

Eltern tauschen sich aus; und ein wiederkehrendes Thema ist die Beobachtung, wie sich das Verhalten, die Gesundheit eines Kindes nach einer Impfung zum Schlechten hin verändert. Die Beobachtung soll nicht angezweifelt werden – die Zuschreibung zum Impfen als Ursache dafür aber schon. Selbst wenn ein Kind nach einer Impfung Fieber bekommt, schlecht schläft oder mehr schreit, ist das nicht notwendigerweise eine Impffolge. Denn gerade Säuglinge schwanken auch so beträchtlich und in kurzen Abständen in ihrem Schlafverhalten, dass dies zufällig auch nach der Impfung beobachtet wird. Das Gleiche gilt für das Schreien, das vielfältige Ursachen haben kann. Es gibt inzwischen regelrechte Schreisprechstunden für Babys, so häufig kommt es vor. Auch hier kann das Schreiverhalten extrem schwanken.

Und ebenso vorsichtig sollte man mit dem Verdacht sein, Fieber nach der Impfung komme vom Impfen. Wenn man bedenkt, dass Kleinkinder im ersten Lebensjahr durchschnittlich 15 bis 20 Atemwegsinfekte haben, wird klar, dass auch infolge der natürlichen Infektionen Fieber in dieser Lebensspanne extrem häufig vorkommt. Die Häufigkeit der Infekte nimmt bis zum Schulalter ab, aber bis zum siebten Lebensjahr sind Kinder insgesamt rund 20 Wochen krank.

Deshalb sind auch Infektionen nicht schon dann eine Folge des Impfens, weil sie nach einer Impfung auftreten. Man muss nur nachrechnen, um das zu verstehen: Für den oft ja recht voll gepackten Impfplan sucht man gemeinhin nach Lücken – in der Regel wollen Eltern, will der Kinderarzt ein gesundes Kind impfen (obwohl die Impfwirkung während eines leichten Infektes, wie man inzwischen nachweisen kann, nicht beeinträchtigt ist).

Hat man also die Lücke erwischt und das Kind schnieft gerade nicht, dann ist die Wahrscheinlichkeit groß, dass in der Woche nach der Impfung ein Infekt auftritt – schlicht weil statistisch innerhalb von 52 Wochen im Jahr fast alle zwei Wochen ein solches Ereignis zu erwarten ist. Das ist aber auch so bei Kindern, die nicht geimpft werden – nur bringt es hier keiner in Zusammenhang mit der Impfung.

21 Die Impfung ist nicht so gefährlich wie die echte Erkrankung

Dass Impfungen mehr schaden als die Infektion selbst, ist ein unbewiesenes aber hartnäckiges Vorurteil. Wie sollen abgetötete oder doch geschwächte Bakterien oder Viren so viel Schaden anrichten können, wie der ungebremst aggressive Wildtyp eines Erregers? Das lässt sich aber auch praktisch nachweisen: So ist zwar einerseits gesichert, dass die Masern-Mumps-Röteln-Impfung mit einer Wahrscheinlichkeit von 1 : 30 000 eine idiopathische Thrombozytopenie auszulösen vermag. (Dabei handelt es sich um eine Erkrankung des Gerinnungssystems, bei der sich die Zahl der Blutplättchen vermindert, die Kinder neigen unbehandelt zu vermehrten Blutungen.) Andererseits löst eine echte Maserninfektion diese Erkrankung mit einer Wahrscheinlichkeit von 1 : 6000 aus; Röteln führen mit einem Betroffenen unter 3000 Geimpften sogar noch häufiger zur idiopathischen Thrombozytopenie.

22 Impfkomplikationen sollten auf jeden Fall gemeldet werden

Laut Infektionsschutzgesetz sind Ärzte und Heilpraktiker verpflichtet, Verdachtsfälle von Impfkomplikationen zu melden. Sie müssen dabei nicht prüfen, ob der Verdacht wahrscheinlich oder plausibel ist – der Verdacht allein genügt. Lassen Sie sich deshalb nicht abwimmeln, wenn bei einem Kind möglicherweise eine Impfkomplikation aufgetreten ist. Drängen Sie den Arzt in einem solchen Fall zur Meldung an das Paul-Ehrlich-Institut in Langen. Dort gibt es ein Spontanerfassungssystem von möglichen Impfkomplikationen, das das wichtigste Instrument zum möglichst zeitnahen Erkennen von neuen, seltenen Risikosignalen darstellt.

Im Zweijahreszeitraum von Anfang 2004 bis Ende 2005 wurden dort rund 1400 Verdachtsfälle gemeldet, von denen etwa zwei Drittel als schwerwiegend eingestuft wurden. In fast der Hälfte aller gemeldeten Fälle handelte es sich nicht um bleibende Schäden, sondern um vorübergehende Beeinträchtigungen. Allerdings wurde nur für circa 60 Prozent der Zusammenhang zwischen Impfung und Schaden als möglich, und in weniger als 10 Prozent aller gemeldeten Fälle als wahrscheinlich oder gar sicher angesehen.

Insgesamt kommen nach diesen Daten etwa drei Verdachtsfälle je 100 000 verabreichten Impfdosen vor. Das spiegelt nicht die tatsächliche Nebenwirkungsrate von Impfungen wider – denn einerseits werden nicht alle Fälle gemeldet, und andererseits stehen nicht alle Verdachtsfälle tatsächlich mit der Impfung in einem ursächlichen Zusammenhang.

Todesfälle: Verdächtig sind Grippe- und Kombinationsimpfstoffe

Seit Inkrafttreten der Meldepflicht von Impfkomplikationen im Jahr 2001 wurden etwa 200 Todesfälle im Zusammenhang mit Impfungen an das Paul-Ehrlich-Institut gemeldet. Ebenso wie für andere Komplikationen gilt: Ob es hier einen ursächlichen Zusammenhang gibt, ist nicht gesichert. Die meisten Meldungen entfallen auf verschiedene Grippeimpfungen sowie auf die Sechsfachimpfstoffe Infanrix hexa® und Hexavac®. Hexavac® ist schon seit 2004 nicht mehr im Handel und die Entscheidung, die Zulassung ruhen zu lassen, wurde von Impfkritikern immer wieder auf diese Todesfälle geschoben. (Tatsächlich beruhte die Entscheidung darauf, dass von den sechs Impfstoffen in dieser Kombiimpfung die Hepatitis-B-Impfung keinen ausreichenden Schutz bot.)

Auch hier gilt: Die Verdachtsmeldung bedeutet nicht, dass es die Impfung war, die zum Tod führte. Zudem ist unklar, auf wie viele Impffälle sich die Verdachtsmeldungen beziehen. Bessere Daten sind dringend erforderlich. Nur so lässt sich die Sicherheit von Impfstoffen besser beurteilen und nur so sind Eltern vor unlauterer Panikmache geschützt. Aber gerade der Verdacht um den Sechsfachimpfstoff hat viele Eltern verstört – vielleicht haben Sie sich selbst schon in diesem Zusammenhang Gedanken gemacht.

Todesfälle bei kleinen Kindern werden derzeit untersucht

Die WHO hat nach eingehender Analyse verneint, dass die Gabe eines Sechsfachimpfstoffs das Risiko eines plötzlichen Kindstods bei Säuglingen erhöhen könnte. Für diese Entscheidung wurden viele Daten gesichtet: Es ging darum, ob es aufgrund der zeitlichen Nähe von Impfung und Tod, der Wirkung der Impfung auf den Organismus, der Krankheitszeichen der verstorbenen Kinder, der Möglichkeit anderer Erkrankungen und vielen weiteren Fakten einen begründbaren Zusammenhang gibt, dass die Impfung die Todesfälle verursacht haben könnte. Die Beunruhigung der Eltern wegen der gemeldeten Verdachtsfälle ist allerdings nach wie vor groß, vor allem, weil diese immer wieder Angst machend aufgegriffen werden, ohne dass tatsächlich Klarheit über den ursächlichen Zusammenhang geschaffen wurde.

Leider machen es sich hier die Kritiker zu einfach. Tod ist immer ein Schlagwort, mit dem man Angst macht. Stets heißt es: Der Verdacht konnte nicht vollständig ausgeräumt werden. Aber auch ein Verdacht beruht nur auf Statistik, ebenso wie die Zurückweisung des Verdachts. Womöglich bringt eine neue Untersuchung in Deutschland mehr Licht ins Dunkel. Derzeit beteiligen sich mehr als 400 Gesundheitsämter in 16 Bundesländern seit 2005 an der TOKEN-Studie, die alle Arten von Todesfällen bei Kindern bis zum Alter von zwei Jahren untersucht, auch solche, die durch Impfungen verursacht sein könnten. Ergebnisse gibt es aber zurzeit noch nicht.

Die Internetseiten des Robert-Koch-Instituts nennen alle Nebenwirkungen

Womöglich suchen Sie nach einer verlässlichen Quelle zu allen Nebenwirkungen inklusive Häufigkeitsangaben für eine einzelne Impfung. Ein solches Nachschlagewerk gibt es. Das Robert-Koch-Institut hat ausführliche Regeln dafür erstellt, wie die Ärzte über mögliche unerwünschte Wirkungen bei Schutzimpfungen aufzuklären haben. Diese Hinweise enthalten auch detaillierte Angaben zu Häufigkeiten von Nebenwirkungen. Zudem ist angegeben, wie gut der Zusammenhang zwischen Nebenwirkung und Impfung wissenschaftlich jeweils belegt ist. Dieser letzte Punkt ist sehr wichtig. Denn entscheidend ist, ob eine Nebenwirkung nur als nebulöser Verdacht im Raum steht, oder ob der Zusammenhang zwischen Impfnebenwirkung und Impfung gut geprüft und belegt ist. Diese Hinweise sind auf den Internetseiten des Robert-Koch-Instituts (www.rki.de) für jedermann frei zugänglich, umfassen alle in Deutschland zugelassenen Impfstoffe und können kostenfrei heruntergeladen werden. Gleichwohl wird dort ausdrücklich darauf hingewiesen, dass der Impfarzt individuell aufklären und bei der Impfung Nutzen und Risiko für den einzelnen Patienten jeweils neu abwägen muss.

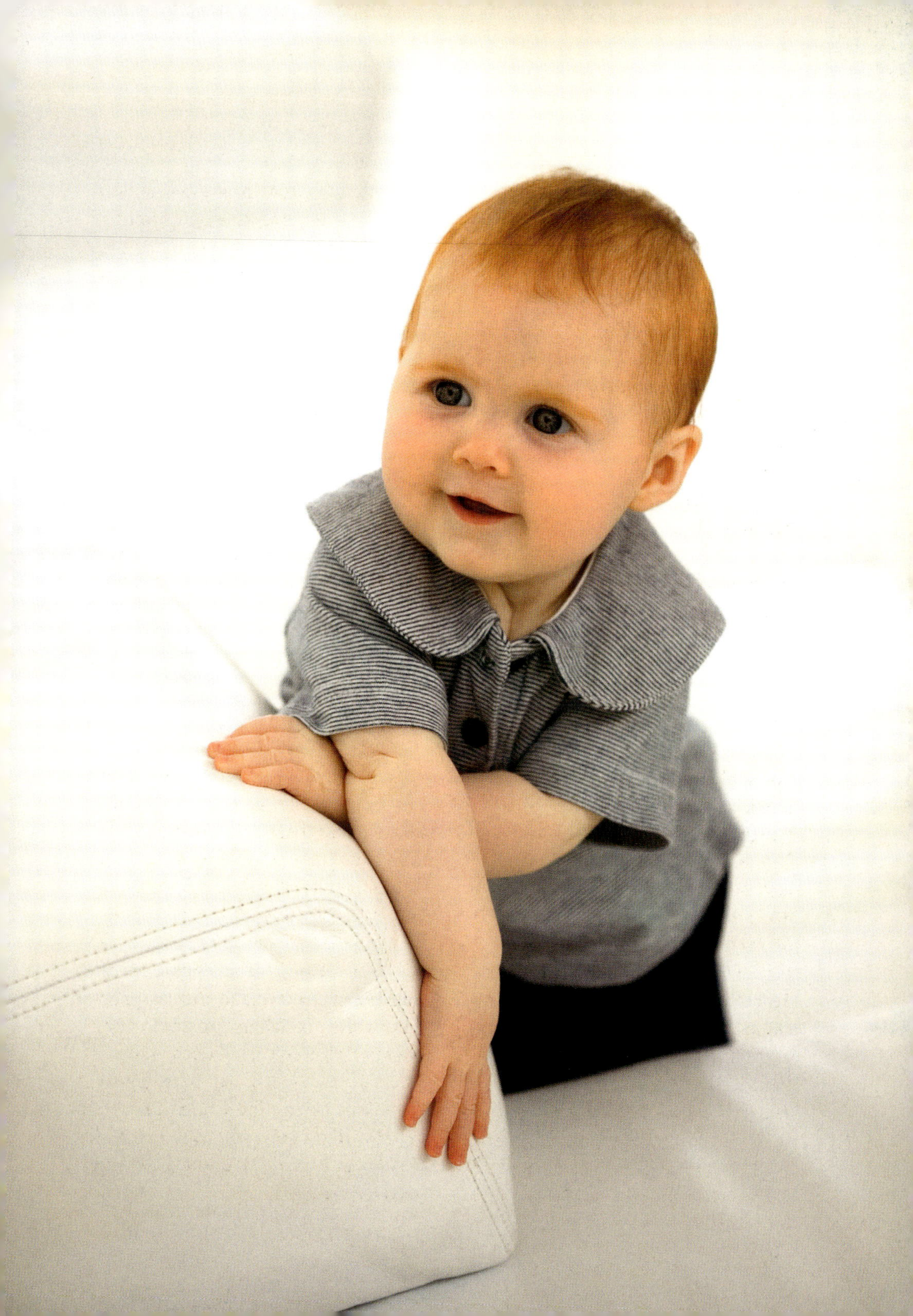

Schwerwiegende Gesundheitsschäden nach Impfungen sind selten

Um die Frage der Impfnebenwirkungen wird immer wieder viel gestritten und die Bedeutung der Frage soll nicht bagatellisiert werden. Dennoch: Die seriösen wissenschaftlichen Arbeiten kommen einhellig zu dem Ergebnis, dass schwerwiegende Gesundheitsschäden nach Impfungen insgesamt sehr seltene Ereignisse darstellen. Es gibt viele Spekulationen über Verdachtsfälle, aber nach wissenschaftlichen Kriterien sind nur wenige Erkrankungen wirklich gesichert als Nebenwirkungen einer Impfung anzusehen.

Zu nennen ist zum einen die Meningitis (Gehirnhautentzündung) nach der Masern-Mumps-Röteln-Impfung, die jedoch nur dann auftritt, wenn ein bestimmtes Impfvirus (Stamm Urabe) verwendet wird. Dieser Stamm wurde in Deutschland bereits 1992 aus dem Handel genommen und ersetzt (Stamm Lynn). Eine weitere – wissenschaftlich gesicherte – Nebenwirkung der Masern-Mumps-Röteln-Impfung stellen Fieberkrämpfe dar. Rund ein bis zwei Wochen nach der Impfung treten dreimal häufiger als bei nicht geimpften Kindern Fieberkrämpfe auf.

Fieberkrämpfe sind sehr beunruhigend, aber harmlos

Wenn Sie als Vater oder Mutter je einen Fieberkrampf eines Kindes miterlebt haben, wissen Sie, dass es schrecklich ist. Schon allein die Berichte anderer Eltern versetzen einen in höchste Alarmbereitschaft. Fieberkrämpfe verlaufen dramatisch und machen den Umstehenden große Angst, sind aber ungefährlich. Die Kinder werden bewusstlos, die Lippen färben sich blau, sie zucken und krampfen. Man befürchtet das Schlimmste und ist verständlicherweise sehr besorgt; viele Ärzte reagieren dagegen vergleichsweise abgeklärt, weil sie wissen, dass es sich meist um eine gutartige, harmlose Form eines Krampfes handelt. 90 Prozent solcher Krämpfe hören nach wenigen Minuten ganz von allein auf.

Fieberkrämpfe sind insgesamt ein häufiges Vorkommnis. Fünf Prozent aller Kinder zwischen drei Monaten und fünf Jahren erleiden schon einmal einen Fieberkrampf. Dieser entsteht, weil die erhöhte Körpertemperatur manche Kinder für Krämpfe anfälliger macht. Fieberkrämpfe können sehr selten frühe Anzeichen einer Epilepsie sein. Dann liegt jedoch eine genetische Veranlagung des Kindes für eine Epilepsie vor und sie zeigt sich bereits in den Fieberkrämpfen. Impfungen gehen mit Fieber einher, daher können sie das Risiko für Fieberkrämpfe erhöhen, erwiesenermaßen ist das so bei der Masern-Mumps-Röteln-Impfung. Das hat jedoch mit der Veranlagung für eine echte Epilepsie nichts zu tun und sollte auseinandergehalten werden, wenn es um die Beurteilung von Impfnebenwirkungen geht.

28 Impfungen erhöhen nicht das Allergierisiko

Allergien oder atopische Erkrankungen wie Neurodermitis, Heuschnupfen und Asthma treten keineswegs häufiger bei Kindern auf, die geimpft wurden als bei solchen, die nicht geimpft wurden. Mehrere Untersuchungen an Schülern weisen nicht nur nach, dass kein Zusammenhang zwischen Allergien und Impfungen besteht. Eher ist es umgekehrt: Eine Schweizer Studie an 1500 Schülern kommt sogar zu dem Schluss, dass diejenigen, die eine Infektion mit echten Masern und Mumps durchgemacht hatten, häufiger unter Allergien litten als diejenigen, die gegen diese Erkrankungen geimpft worden waren. In der ehemaligen DDR war die Impfrate im Vergleich zur Bundesrepublik Deutschland deutlich höher, dennoch ist die Allergierate dort in den für diese Zeiträume verglichenen Jahrgängen sehr viel geringer.

29 Allergische Reaktionen gegen Impfstoffe kann es aber geben

Auch wenn es keinen Anhalt gibt, dass Impfungen eine allergische Erkrankung wie Asthma begünstigen, kann es sein, dass ein entsprechend veranlagtes Kind (Mutter und Vater sind beispielsweise Allergiker) auf eine der Substanzen im Impfstoff allergisch reagiert: Das ist aber ein großer Unterschied, denn dies heißt nur, dass es die Zusammensetzung der Impfspritze irgendwie nicht verträgt, wie es aber auch Haselnüsse nicht verträgt, und nicht, dass Impfstoffe die Neigung zu Allergien erst hervorrufen.

Man weiß zudem, dass Kinder, die Anlagen für eine Allergie besitzen, öfter Impfversager sind; sie schlägt bei ihnen deutlich weniger an, als bei Gesunden. Jeder Hinweis, dass ein Kind auf eine

Impfung nicht anspricht – es bekommt abgeschwächt doch die Erkrankung, gegen die es eigentlich ausreichend geimpft sein müsste –, ist damit zugleich ein Hinweis, dass es womöglich Allergiker ist.

30 Impfungen schüren keine Autoimmunkrankheiten

Auch die Vorstellung, Impfungen leiteten das Immunsystem in die Irre, sodass sich Abwehrzellen eher gegen körpereigene Strukturen wenden – wie dies bei Autoimmunkrankheiten der Fall ist –, hat sich als unhaltbar erwiesen. In den letzten Jahren gab es zahlreiche wissenschaftliche Untersuchungen, die gerade diesen Aspekt möglicher Impfnebenwirkungen eingehend untersucht haben. So wurde die Hepatitis-B-Impfung von dem Verdacht entlastet, das Risiko für Multiple Sklerose (einer schweren neurologischen Erkrankung, die mit Lähmungen einhergeht) zu erhöhen. Verschiedene Impfungen wurden zudem angeschuldigt, zuckerkrank zu machen. Ein Diabetes mellitus im Kindes- oder jungen Erwachsenenalter tritt jedoch unter geimpften Personen nicht häufiger auf als bei denen, die die einschlägigen Impfungen nicht erhielten. Auf die Entlastung der Masern-Mumps-Röteln-Impfung, was chronisch-entzündliche Darmerkrankungen und Autismus angeht, wird noch eingegangen (siehe S. 88).

31 Impfungen schwächen nicht die Abwehr

Sie fürchten vermutlich nicht nur die Nebenwirkungen einer Impfung. Ihnen geht – denn einschlägige Warnungen gibt es ja zur Genüge in Impfforen und Büchern – auch ein anderes Problem durch den Kopf: Könnte es sein, dass dem Immunsystem Ihres Kindes womöglich eine wichtige Erfahrung vorenthalten bleibt, wenn es manche Kinderkrankheit nicht am eigenen Leib erfährt? Das wird genährt durch die Auffassung, es könne nur gut sein, möglichst viele Infektionen durchzumachen, das trainiere die Abwehr und rüste dafür, mit schwereren Krankheiten fertig zu werden.

Es stimmt zwar, dass das Immunsystem trainieren muss, denn im Kontakt mit Erregern lernen seine Truppen, effektiv mit ihnen fertig zu werden. Aber dazu muss nicht unbedingt eine Infektion ablaufen, schon gar nicht eine ganz bestimmte und sicher nicht eine lebensbedrohliche. Allein die Zahl der Infektionen – und damit auch nicht die Menge der Kinderkrankheiten, die man durchmacht – sind kein stichhaltiger Beweis für ein gut funktionierendes Immunsystem. Die Ergebnisse der jüngsten Forschung verweisen solche vereinfachten Abhärtungshypothesen in den Bereich des Mythos. Man dachte zum Beispiel, dass Kinder, die im ersten Lebensjahr viele Infektionen durchmachten, später besser vor bösartigen Erkrankungen, zum Beispiel Leukämien, gefeit wären als jene, die deutlich weniger oft Infekte hatten.

Das erwies sich als falsch: Viele Infektionen zu haben, schützt nicht vor Leukämien und ebenso wenig vor Allergien oder Autoimmunkrankheiten. Aus diesem Grund ist auch das »Wegimpfen« einiger weniger Kinderkrankheiten nicht schädlich und lässt das Immunsystem keineswegs degenerieren. Im Gegenteil.

32 Impfungen schützen nicht nur vor den Keimen, gegen die man impft

Einzelne Studien deuten darauf hin, dass die Pockenimpfung ebenso wie die Impfung gegen Tuberkulose vor dem Schwarzen Hautkrebs (Melanom) schützt. Kollektive, die diese Impfungen erhalten hatten, entwickeln – unter sonst vergleichbaren Bedingungen – deutlich weniger Melanome als jene, die nicht geimpft wurden. Des Weiteren scheint die Impfung gegen Tuberkulose und diejenige gegen Masern der Entwicklung von Allergien sogar entgegenzuwirken. Spekuliert wird, die Masernimpfung würde diejenigen T-Lymphozyten positiv anregen, die bei Allergikern offenbar nicht so gut funktionieren. Und zumindest im Mäuseversuch hat sich gezeigt, dass die BCG-Tuberkuloseimpfung die Empfindlichkeit der Luftwege auf Allergiereize verringert. Das bedeutet, dass jene, die mittels BCG-Impfung vor Tuberkulose geschützt wurden, als Dreingabe auch noch weniger allergisch mit ihren Bronchien auf Reize reagierten, die bei der anderen, nicht geimpften Gruppe zu asthmatischen Reaktionen führten.

Alle gängigen Vorwürfe, Impfungen bekämen unserem Immunsystem nicht gut, müssen also stets genau geprüft werden. Meist sind sie aus dem Bauch heraus plausibel; wenn man genau hinschaut, erweisen sie sich aber als haltlos. Dagegen gibt es zahlreiche Hinweise, dass Impfungen sogar einen Mehrwert für das Immunsystem haben. Die Erforschung dieser Zusatzeffekte steckt aber noch in den Kinderschuhen.

Zusatzstoffe und Kombinationen

Auf der Suche nach Informationen haben Sie womöglich schon so manchen kritischen Beitrag zu Impfstoffen gelesen. Mitunter hat es Sie vielleicht gewundert, dass darin mehr vor den sogenannten Zusatzstoffen gewarnt wird, mit denen der Impfstoff verarbeitet wurde, als vor dem Impfstoff selbst. Quecksilber zum Beispiel ist so ein Reizwort, das gleich eine ganze Suada von Warnungen der Impfkritiker auf den Plan ruft. Wie gefährlich sind diese Zusatzstoffe aber tatsächlich, und warum braucht man sie überhaupt?

33 Impfstoffe brauchen Zusätze, sonst wirken sie nicht

Die wenigen, in der Regel abgeschwächten Erreger oder Erregerbruchstücke, die man als Antigene zum Impfen verwendet, machen es schwer, dem Körper eine Impfantwort zu entlocken. Der Wildtyp, der echte Erreger, ruft dagegen aus vielerlei Gründen eine stärkere Immunantwort hervor als der Impfstoff – und manchmal eben auch eine schwere Erkrankung, deshalb impft man schließlich. Die Erreger müssen sich lange genug und in ausreichender Menge im Körper befinden, um gleichsam die richtigen Abwehrzellen auf sich aufmerksam zu machen. Sie müssen dazu außerdem ihren Weg in die Lymphknoten und in andere Organe des Abwehrsystems finden.

Bei Lebendimpfstoffen funktioniert das noch am ehesten – hier vermehren sich die Erreger zum Beispiel eine Zeit lang selbst. Andere Impfstoffe benötigen jedoch Zusätze – sogenannte Adjuvanzien. Diese verstärken das Signal des abgeschwächten Erregers, sie wirken so, als winkte der Impfstoff mit einer Fahne: »Hallo, hier bin ich Immunsystem, bitte werde aufmerksam und verarbeite mich fachgerecht.«

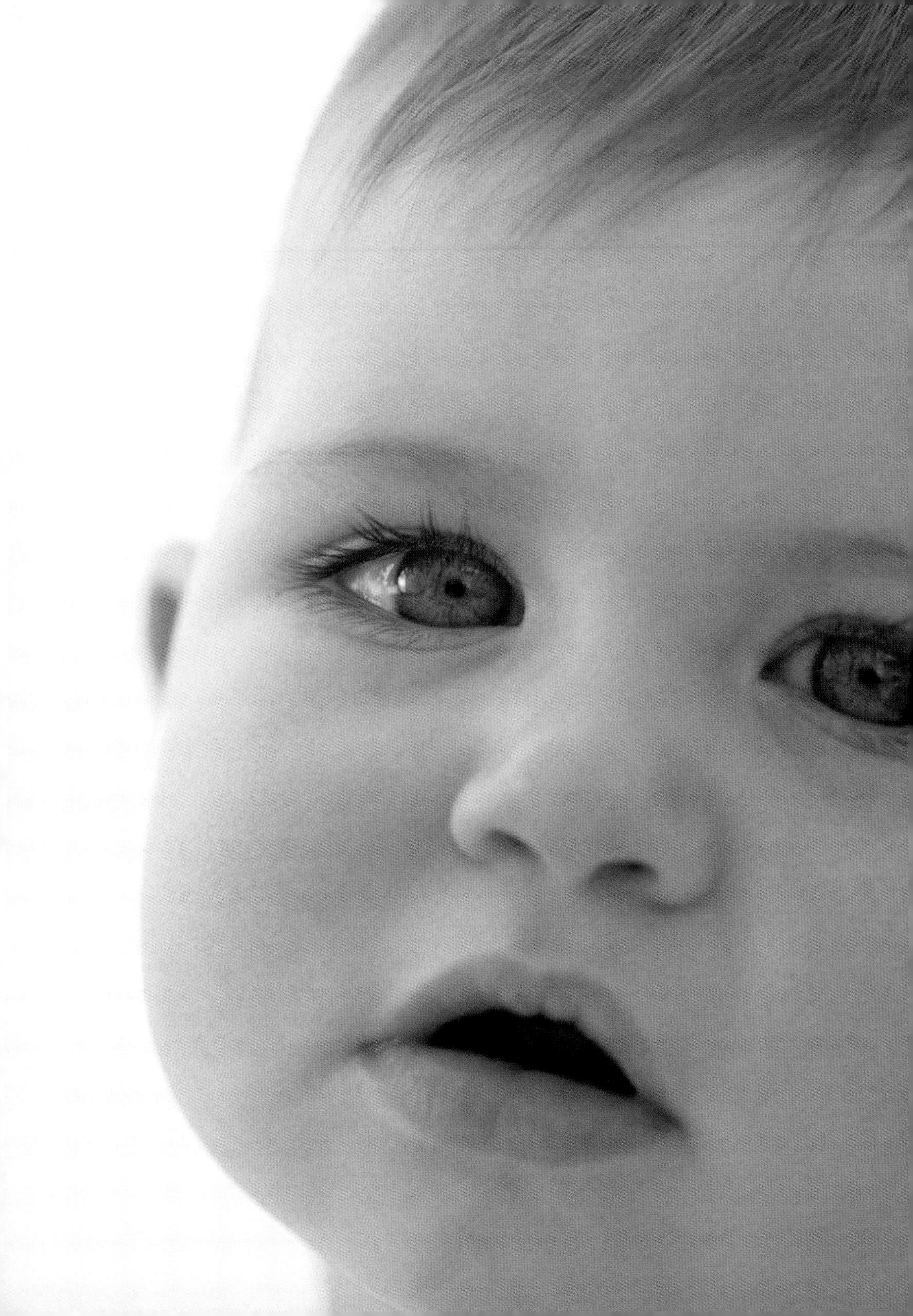

Quecksilber wurde verbannt

In Impfstoffen sei das Nervengift Quecksilber enthalten, klagen Impfgegner an. In hohen Dosen – speziell bei Personen, die beruflich etwa bei der industriellen Verarbeitung damit zu tun haben – kann Quecksilber sowohl Nerven als auch Nieren schädigen. Thiomersal, das rund zur Hälfte aus Quecksilber besteht, war in Impfstoffen über Jahrzehnte enthalten. Obwohl es keine nachweisbaren Gesundheitsschäden verursachte, genügten der Rummel und die immer wieder erhobenen Verdächtigungen, um dafür zu sorgen, dass seit 2001 die allermeisten Impfstoffe ohne Thiomersal angeboten werden. Für die Grundimmunisierung der Kinder stehen Impfstoffe ohne Thiomersal zur Verfügung.

Wer sich über die Inhaltsstoffe von Impfstoffen individuell informieren möchte, findet zum Beispiel auf der Schweizer Plattform www.praxispaediatrie.ch eine ausführliche Datenbank mit Links zum Anklicken.

Formaldehyd ist eher für Raucher als für Impflinge ein Problem

Auch Formaldehyd ist ein rotes Tuch für die Impfgegner, obgleich er im Stoffwechsel jedes Menschen eine ganz natürliche Rolle spielt. Wir nehmen rund 14 Milligramm Formaldehyd am Tag auf, überdies stellt unser Körper 50 Gramm selbst her und verbraucht sie auch wieder. In einer Impfung sind maximal 200 Mikrogramm je Milliliter enthalten, ein Bruchteil unseres Tagesumsatzes. Eine Mutter, die sich vom Impfarzt über Formaldehyd aufklären lässt, nimmt in dieser Zeit über die Raumluft so viel Formaldehyd auf, wie im Impfstoff enthalten ist.

In einem Raucherhaushalt bekommen die Kinder stets eine Extradosis Formaldehyd. Der Grenzwert für Formaldehyd in geschlossenen Räumen liegt bei 120 Mikrogramm pro Kubikmeter Raumluft, die durchschnittliche Konzentration, die man in Innenräumen findet, liegt etwa um die Hälfte niedriger, bei etwas mehr als 60 Mikrogramm pro Kubikmeter. Allein zwei Zigaretten lassen die Konzentration von Formaldehyd in einem Zimmer um 100 Mikrogramm pro Kubikmeter Luft ansteigen.

Teufel und Beelzebub: Vorsicht bei neuen Zusätzen

Auch das derzeit am häufigsten verwendete Adjuvans – Aluminiumhydroxidgel – konnte in einer Vielzahl von Untersuchungen entlastet werden, sieht man von äußerst seltenen Reaktionen an der Einstichstelle ab, wo sich im Unterhautfettgewebe entzündliche Knötchen bilden. Inzwischen sind die Impfstoffhersteller auf der Suche nach neuen Zusätzen fündig geworden, die nicht so anrüchig klingen wie Quecksilber und Formaldehyd.

Dabei machte man sich folgende Erkenntnis zunutze: Bakterien aktivieren Bindungsstellen (Rezeptoren) an Zellen, die als tollähnliche Rezeptoren (toll-like receptor, abgekürzt TLR) bezeichnet werden. Man hat hierfür künstlich Kandidaten geschaffen, also Substanzen, die genau diese Bindungsstellen auch besetzen und dann im Rahmen einer Reihe von stimulierenden Einflüssen die bereits erwähnten wichtigen B- und T-Lymphozyten in ihrer Immunantwort antreiben. Eine der daraus entstandenen Komponenten einer neuen Generation von Zusatzstoffen ist Monophosphoryl Lipid A (MPL). MPL treibt über den TLR4 das Immunsystem an.

Aber Vorsicht! Noch ist nicht klar, was diese harmlos klingenden Substanzen langfristig bewirken können. MPL agiert wie Lipopolysaccharide – das sind Verbindungen aus Fetten und Vielfachzuckern. Solche Lipopolysaccharide binden auch an TLR4 – und fördern dabei zum Beispiel in Tumorzellen Eigenschaften, um den Abwehrzellen des Körpers zu entgehen. Also: Ein Zusatzstoff, der im Rahmen der Impfung das Immunsystem antreibt und die Schutzwirkung der Impfung verstärken soll, ist gleichzeitig eine Substanz, die Krebszellen das Überleben erleichtert und die Abwehr hier schwächt.

Jegliche Manipulation im Immunsystem ist deshalb lange zu überwachen, ob nicht vielleicht ein Schaden entsteht. Bei Thiomersal wussten alle seit Jahrzehnten, was sie hatten, die neuen TLR-Zusatzstoffe sind noch »neue Besen«.

Wenn Sie also zwischen zwei identischen Impfungen wählen können, von denen die eine mit einem altbekannten Zusatzstoff versetzt ist, die andere jedoch mit einem neuen, der vielleicht erst seit Kurzem seine klinische Testphase bestanden hat, dann sprechen die genannten Gründe dafür, zunächst beim altbewährten zu bleiben, bis Langzeiterfahrungen mit der neuen Substanz vorliegen.

37 Der Impfkalender wird immer voller

In Deutschland sieht der Impfkalender (siehe S. 50–53) für die Kleinsten bis zum 24. Lebensmonat 12 Injektionen vor. Das gilt jedoch nur dann, wenn man die Grundimmunisierung (viermal) gegen sechs Erreger und Giftstoffe (Tetanus, Diphtherie, Polio, Keuchhusten, Hib und Hepatitis B) immer in einer Spritze zusammenfasst, und ebenfalls gegen Masern-Mumps-Röteln mit einer Kombinationsimpfung vorgeht (zweimal). Dazu kommen dann noch vier Impfungen gegen Pneumokokken, eine gegen Meningokokken und eine gegen Windpocken, zusammen 12 (sofern man nicht künftig die eine gegen Windpocken dadurch einspart, indem man sie mit der Masern-Mumps-Röteln-Impfung kombiniert). In Amerika sind es bereits 24 Injektionen. In den Startlöchern stehen weitere Impfungen – in Amerika rechnet man etwa mit der Erweiterung des Impfplans, weil eine zweite Windpockenimpfung zur Auffrischung nötig zu sein scheint. Auch über eine generelle Impfung gegen Hepatitis A wird nachgedacht. Das ist noch lange nicht das Ende der Fahnenstange. Nicht zuletzt, weil die vielen Injektionen kaum mehr in die ersten Lebensmonate hineinzuzwängen sind, werden neue Kombinationen erprobt. Das hilft indes nicht über prinzipielle Schwierigkeiten hinweg, denn:

38 Man kann nicht beliebig viele Impfungen in eine Spritze packen

Eine beliebige Kombinierbarkeit wäre natürlich hilfreich. Nicht nur, um die Zahl der schmerzhaften Injektionen für das Kind zu verringern. Auch die Menge an Zusatzstoffen lässt sich so gering halten. Der Nachteil besteht darin, dass dann nicht immer eine so starke Immunantwort hervorgerufen wird, wie wenn man eine einzelne Impfung gegen eine Infektionskrankheit vornimmt. Ein Beispiel stellt die Hib-Impfung gegen den Keim Hämophilus influenzae dar (siehe S. 69–70). Zusammen mit den Impfstoffen gegen Tetanus, Diphterie und Keuchhusten verabreicht, antwortet der kindliche Organismus mit einer schwächeren Immunantwort – es entstehen nicht so viele schützende Antikörper, als wenn man gegen Hib alleine impft. So wird die Zunahme von Infektionen durch Hämophilus influenzae in Großbritannien damit in Zusammenhang gebracht. Auch bei zumindest einem der zur Grundimmunisierung verwendeten Sechsfachimpfstoffe blieb die Impfwirkung gegen Hepatitis B unbefriedigend.

39 Es ist schwierig, neue wirksame Kombinationen zu finden

Auch die Testung neuer Kombinationsmöglichkeiten – z.B. die Impfung gegen Meningokokken mit der gegen Pneumokokken zu verbinden – sind einer Studie zufolge zunächst einmal als gescheitert zu betrachten. Dabei geht es nicht darum, dass der Organismus mit den verschiedenen, gleichzeitig verabreichten Impfstoffen nicht fertig würde, wie oben bereits gezeigt wurde. Die Tatsache, dass in Kombinationsimpfungen manche Impfstoffe mitunter nicht so gut wirken, als wenn man sie isoliert verabreicht, liegt daran, dass sie sich gegenseitig beeinflussen. Aber ganz offenbar versteht man derzeit das Zusammenspiel der vielen verschiedenen Impfstoffe in einer einzigen Kombination noch nicht genügend.

Das gilt ebenso für die gleichzeitige Verabreichung von verschiedenen Impfstoffen – aber mit mehreren Injektionen. Insbesondere die konjugierten Impfstoffe, wie Hib, sowie diejenigen gegen Pneumokokken und Meningokokken scheinen hier Schwierigkeiten zu bereiten. Daher darf man die »Nichtwirksamkeit« einer Impfung inzwischen als eine ernstzunehmende Nebenwirkung bezeichnen. Bevor immer neue Impfungen in die ersten Lebensmonate gepackt werden können, werden diese Schwierigkeiten die Forschung noch beschäftigen. Man wird es sich nicht oft – wie bei Hexavac® – leisten können, zugeben zu müssen, dass mehrere Jahrgänge einen Impfstoff erhielten, dessen eine Komponente nicht die erwünschte Wirkung zeigte, obwohl dies in Fachzeitschriften noch lange nach der Zulassung so behauptet wurde.

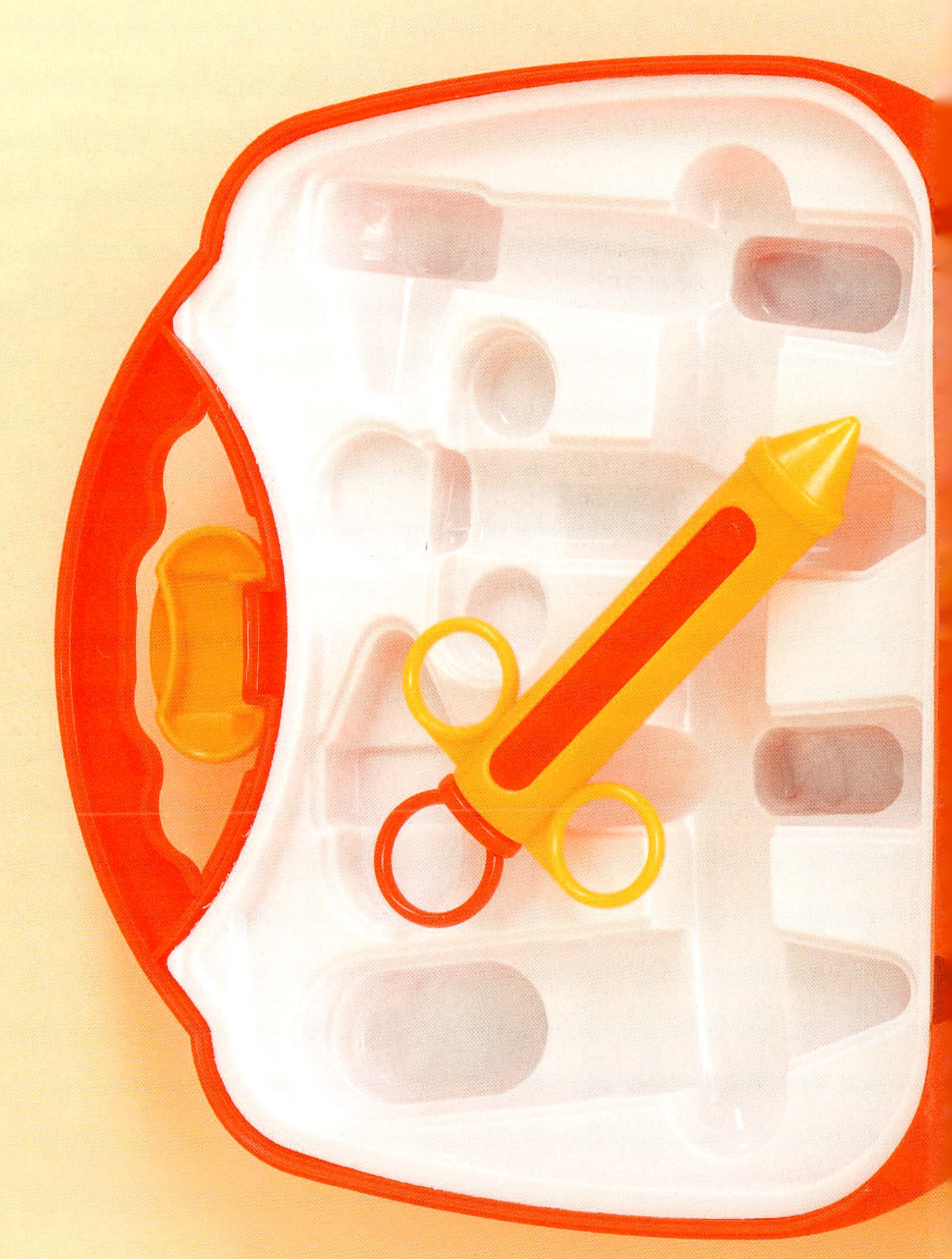

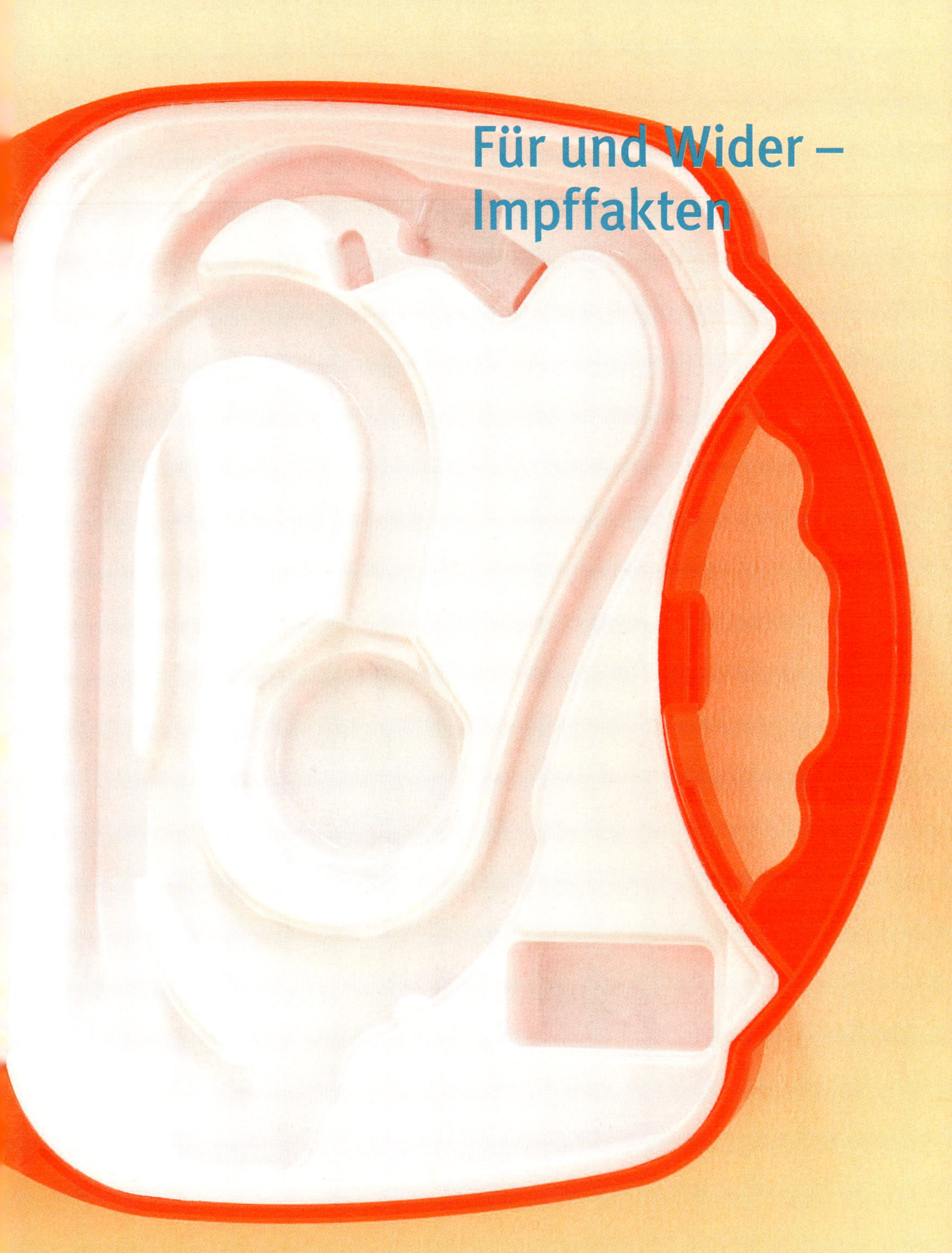

Für und Wider – Impffakten

STIKO-Impfkalender

In Deutschland werden grundsätzlich 13 Impfungen von der STIKO empfohlen, für die die Grundimmunisierung im Säuglings- bzw. Kindesalter beginnt. Sie werden nach einem festgelegten Zeitplan verabreicht, dem Impfkalender. Grundimmunisierung heißt, dass mit mehreren oder einer einzigen Impfung ein Grundstock gelegt wird, der eine Zeit lang schützt, und der dann durch Auffrischungsimpfungen erhalten wird.

Es handelt sich um ein genormtes Schema für gesunde Kinder. Es gibt indes eine Vielzahl von Sonderfällen, etwa Frühgeborene, Kinder, die an Abwehrschwäche oder an chronischen Krankheiten wie Multiple Sklerose oder Rheuma leiden, etc., für die das Schema möglicherweise abgewandelt werden muss. Für sie gibt es gesonderte Empfehlungen, oder es bedarf der individuellen Beratung – zum Beispiel für ein Frühgeborenes auf der Neugeborenenstation.

Der Impfkalender der offiziellen STIKO-Empfehlungen sieht für Deutschland folgende Impfungen vor (siehe auch Tabelle auf S. 52–53):

- Im 2., 3. und 4. Monat gegen
  - Wundstarrkrampf (Tetanus),
  - Diphtherie,
  - Keuchhusten (Pertussis),
  - Hämophilus influenzae Typ b (Hib),
  - Kinderlähmung (Poliomyelitis oder Polio) und
  - Hepatitis B.
- Diese Impfungen werden meist als Sechsfachimpfstoff verabreicht und sollen noch einmal im zweiten Lebensjahr (im Alter von 11 bis 14 Monaten) wiederholt werden.
- Parallel soll ebenfalls viermal gegen Pneumokokken geimpft werden. Es gibt keine Kombinationsimpfung für alle sieben Impfstoffe, die Pneumokokken-Impfung ist also mit zusätzlichen Injektionen verbunden. Ab dem vollendeten 1. Lebensjahr ist eine einmalige Meningokokken-Impfung vorgesehen – ebenfalls durch eine zusätzliche Injektion.
- Gegen Masern, Mumps und Röteln ist eine Kombinationsimpfung im Alter von 11 bis 14 und eine zweite im Alter von 15 bis 23 Monaten vorgesehen. Gegen Windpocken wird, sofern dies als einzelne Impfung verabreicht wird, derzeit einmal im Alter von 11 bis 14 Monaten geimpft. Allerdings gibt es inzwischen einen Vierfachimpfschutz gegen Masern-Mumps-Röteln-Varizellen, der wie

die ursprüngliche Dreierkombination verabreicht wird, sodass die einzelne, zusätzliche Windpockenimpfinjektion entfiele.

- Für Wundstarrkrampf, Diphtherie und Keuchhusten werden Auffrischungsimpfungen im Alter von 5 bis 6 und im Alter von 9 bis 17 Jahren empfohlen. Danach sollte Tetanus und Diphtherie alle 10 Jahre aufgefrischt werden. Gegen Kinderlähmung ist eine Auffrischung im Alter von 9 bis 17 Jahren vorgesehen.
- Als weitere Standardimpfung wird für Mädchen im Alter von 12 bis 17 Jahren (vor dem ersten Sexualkontakt) die Impfung gegen humane Papillomviren (HPV) empfohlen.
- Eine allgemeine Empfehlung, gegen Tuberkulose zu impfen, gibt es nicht mehr.

Diese offiziellen Empfehlungen der STIKO sind eine Grundlage, aber sie sind auch stereotyp und passen mitunter nicht auf den Einzelfall. Außerdem haben Sie naturgemäß zuallererst die Interessen Ihrer eigenen Kinder und der Familie im Auge, die STIKO dagegen berücksichtigt noch viele andere Argumente. Denn geimpft wird nicht nur zum Individualschutz, also um ein einzelnes Kind vor einer Erkrankung zu bewahren. Man will auch den Herdeneffekt. Das bedeutet: Wenn viele gegen eine Krankheit geimpft werden, schwirrt der Erreger immer seltener herum. So werden auch Menschen geschützt, die nicht geimpft sind – sie profitieren von den Impfungen der anderen.

Bei den Impfempfehlungen geht es nicht zuletzt auch ums Geld, um volkswirtschaftliche Überlegungen. Berufstätige Eltern fallen nämlich am Arbeitsplatz aus, wenn sie ein krankes Kind zu Hause pflegen. Schauen wir uns also im Einzelnen an, wie gefährlich und folgenschwer die Infektionskrankheiten tatsächlich sind und wie effektiv Impfungen davor schützen können.

STIKO-Impfkalender

<table>
<tr><th></th><th>2 Monate</th><th colspan="2">3 Monate</th><th>4 Monate</th></tr>
<tr><td>Wundstarrkrampf (Tetanus)</td><td>1. Grundimmunisierung</td><td colspan="2">2. Grundimmunisierung</td><td>3. Grundimmunisierung</td></tr>
<tr><td>Diphtherie</td><td>1. Grundimmunisierung</td><td colspan="2">2. Grundimmunisierung</td><td>3. Grundimmunisierung</td></tr>
<tr><td>Keuchhusten (Pertussis)</td><td>1. Grundimmunisierung</td><td colspan="2">2. Grundimmunisierung</td><td>3. Grundimmunisierung</td></tr>
<tr><td>Hämophilus influenzae Typ b (Hib)</td><td>1. Grundimmunisierung</td><td>2. Grundimmunisierung</td><td rowspan="3">bei Einzelimpfstoffen und Impfstoffen ohne Pertussisanteil kann diese Dosis entfallen</td><td>3. Grundimmunisierung</td></tr>
<tr><td>Kinderlähmung (Poliomyelitis oder Polio)</td><td>1. Grundimmunisierung</td><td>2. Grundimmunisierung</td><td>3. Grundimmunisierung</td></tr>
<tr><td>Hepatitis B</td><td>1. Grundimmunisierung</td><td>2. Grundimmunisierung</td><td>3. Grundimmunisierung</td></tr>
<tr><td>Pneumokokken</td><td>1. Grundimmunisierung</td><td colspan="2">2. Grundimmunisierung</td><td>3. Grundimmunisierung</td></tr>
<tr><td>Meningokokken</td><td></td><td colspan="2"></td><td></td></tr>
<tr><td>Masern, Mumps und Röteln (MMR)</td><td></td><td colspan="2"></td><td></td></tr>
<tr><td>Windpocken (Varizellen)</td><td></td><td colspan="2"></td><td></td></tr>
<tr><td>Humane Papillomviren (HPV)</td><td></td><td colspan="2"></td><td></td></tr>
</table>

1–14 Monate	15–23 Monate	5–6 Jahre	9–17 Jahre	ab 18 Jahre
. Grundimmunisierung		Auffrischimpfung	Auffrischimpfung	alle 10 Jahre Auffrischimpfung
. Grundimmunisierung		Auffrischimpfung	Auffrischimpfung	alle 10 Jahre Auffrischimpfung
. Grundimmunisierung		Auffrischimpfung	Auffrischimpfung	
4. Grundimmunisierung				
4. Grundimmunisierung			Auffrischimpfung	
4. Grundimmunisierung			Grundimmunisierung für alle Jugendlichen, die bisher noch nicht geimpft wurden bzw. Komplettierung eines unvollständigen Impfschutzes	
4. Grundimmunisierung				
1. Grundimmunisierung ab dem vollendeten 12. Lebensmonat				
1. Grundimmunisierung	2. Grundimmunisierung			
1. Grundimmunisierung	2. Grundimmunisierung (nur bei Verwendung eines MMR-Varizellenimpfstoffs)		Impfung für Jugendliche ohne Windpockenerkrankung oder -impfung	
			Impfung für Mädchen im Alter von 12–17 Jahren	

Tetanus, Polio und Diphtherie

Wenn Sie auf dem Land leben, erzählen Ihnen dort die Ortsansässigen vielleicht noch von dem ein oder anderen spektakulären Tetanusfall, an den man sich erinnert. Aber die meisten Eltern, die heutzutage ihre Kinder impfen lassen, kennen keinen Wundstarrkrampf; bereits der Name klingt nach Mittelalter. Sie haben auch noch nie einen Menschen hinken oder mit einer tragbaren Beatmungsmaschine gesehen, weil er wegen Polio gelähmt blieb, von Todesfällen bei Kindern nach Diphtherie ganz zu schweigen. Das ist gut so, weil es zeigt, dass diese Erkrankungen so selten geworden sind. Das ist mitunter schlecht für die Impfmoral, verführt es doch dazu, die Gefährlichkeit der Erkrankungen zu unterschätzen.

Gefährlich sind sie nämlich nach wie vor, wenn sie denn einmal ausbrechen. Ähnlich wie bei Kernkraftwerken muss man sich stets um Sicherheit bemühen, nie darf etwas passieren, denn wenn doch, wäre es der GAU für das Kind.

STECKBRIEF

Tetanus (Wundstarrkrampf)

Erreger: Die Sporen des Bakteriums Clostridium tetani kommen überall vor (z. B. im Erdreich, auch in Blumenerde); sie sind hitzebeständig und trotzen Desinfektionsmitteln. Der Erreger ist nicht auszurotten.

Infektion: Bei etwa zwei Dritteln über Wunden oder Bagatellverletzungen (zum Beispiel im Garten); bei einem Drittel ist keine eindeutige Verletzung erkennbar. Es gibt keine Übertragung von Mensch zu Mensch.

Krankheitsbild: Der Erreger sondert Giftstoffe (Tetanospasmin, Tetanolysin) ab, die jene Nerven schädigen, die Muskeln steuern: Die Skelettmuskeln werden starr und spastisch, es kommt zu plötzlichen Krämpfen; Sekret und Entzündungen in der Lunge bewirken Atemstillstand.

Komplikationen: Trotz Intensivtherapie stirbt ein Zehntel bis ein Drittel der Erkrankten, mitunter noch mehr.

Häufigkeit: Derzeit erkranken jedes Jahr rund zehn bis 15 meist erwachsene Personen in Deutschland. Neugeborenentetanus kann in den ersten beiden Lebenswochen bei nicht ausreichend immunen Müttern und schlechter Nabelpflege auftreten.

Kinderlähmung (Poliomyelitis, Polio)

Erreger: Polioviren (drei Typen I, II, III) gehören zu den Enteroviren; sie sind nicht empfindlich gegenüber Lösungsmitteln oder Magensäure; sie vermehren sich in Rachen- und Darmwand.

Infektion: Die Viren gelangen über Nahrung, die durch Stuhlkeime eines Kranken verseucht sind (faeko-oral), in den Körper. Die Infektion wird durch mangelnde Hygiene begünstigt. Infizierte scheiden je Gramm Stuhl bis zu eine Milliarde Viren aus. Eine Infektion über die Atemluft ist seltener.

Krankheitsbild: Oft (in 90 bis 95 Prozent) fehlen jegliche Beschwerden; treten solche auf, dann ähneln sie einer Erkältung oder Grippe (Halsschmerzen, Fieber und Abgeschlagenheit) oft verbunden mit Durchfall und Erbrechen.

Komplikationen: Nur rund ein bis zwei Prozent der Infizierten durchleiden eine Gehirnhautentzündung (Meningitis); etwa jeder Zehnte bis jeder Hundertste aller Infizierten muss infolge eines Befalls des Rückenmarks und der motorischen Nerven mit Lähmungen rechnen – mitunter auch Atemlähmungen. Nach Jahren können die Lähmungen plötzlich stark zunehmen (Postpoliomyelitis-Syndrom), die Ursache hierfür ist nicht ganz klar.

Häufigkeit: Deutschland gilt als poliofrei; es gibt aber eingeschleppte Fälle.

Diphtherie

Erreger: Das Corynebacterium diphtheriae ist ein Stäbchenbakterium, das nur im Menschen vorkommt; manche dieser Bakterien können Gift (Toxin) produzieren, welches für die Krankheit verantwortlich ist.

Infektion: In aller Regel über Versprühen von Flüssigkeit in der Atemluft (Tröpfcheninfektion); auch gesunde Träger können Diphtheriebakterien weitergeben.

Krankheitsbild: Die Diphtherie hieß auch »der Würgeengel der Kinder« und war schon im Altertum bekannt; bei Säuglingen ist vor allem die Nase betroffen (blutige Borken); Kleinkinder und Schulkinder haben eher Angina, kennzeichnend sind weißgelbe Häutchen, die fest der Rachenwand anhaften; die Kinder sind matt und abgeschlagen und können fiebern; je weiter die nachfolgenden Luftwege (Kehlkopf, Bronchien) betroffen sind, desto gefährlicher wird die Erkrankung, weil Atemnot und Lungenentzündung drohen. Der Name Krupp für die Kehlkopfdiphtherie stammt vom schottischen »croup« für Heiserkeit.

Komplikationen: Das Diphtheriegift führt auch zur Entzündung des Herzmuskels (Myokarditis) und zu Nervenentzündungen (Polyneuritis); die Sterblichkeit beträgt immer noch fünf bis zehn Prozent; unter schlechten Bedingungen stirbt fast jeder vierte Erkrankte.

Häufigkeit: In Deutschland gab es seit 1984 nur noch Einzelfälle, die genaue Zahl ist nicht bekannt. Die Häufigkeit in den USA ist für die Zeit vor und nach der Impfära besser dokumentiert: 1920 gab es 150 000 Fälle von Diphtherie, 15 000 Menschen starben; zwischen 1980 und 1986 wurden 24 Erkrankungen und zwei Todesfälle wegen Diphtherie registriert. Die Diphtherie ist nach wie vor eine meldepflichtige Erkrankung.

40 Tetanus: in Europa selten, aber weltweit sehr häufig

In Deutschland erkrankten in den letzten Jahren nie mehr als etwa zehn bis 15 Personen an Tetanus (Wundstarrkrampf), zumeist ältere Menschen ohne ausreichenden Immunschutz. Weltweit sind jedoch – vor allem in Afrika und Asien – rund eine Million Menschen jedes Jahr betroffen. Besonders in Entwicklungsländern grassiert noch immer der Neugeborenentetanus, der global für ein Viertel der gesamten Kindersterblichkeit verantwortlich gemacht wird. Es wird von rund 500 000 Fällen im Jahr berichtet, die Sterblichkeit unter den Neugeborenen beträgt für diese Erkrankung 70 bis 100 Prozent. Eine Infektion schützt nicht davor, später erneut zu erkranken.

41 Die Infektion ist auch ohne sichtbare Wunden möglich

Die Sporen (eine Art Überlebenscontainer für Bakterien) des Erregers Clostridium tetani kommen auch hierzulande überall vor, sind hitzebeständig und trotzen Desinfektionsmitteln; eine Ausrottung ist unmöglich. Sogar wer einmal an Tetanus erkrankt war, ist danach nicht immun. Viele Eltern denken, nur über offene Wunden könne man sich irgendwo im Dreck infizieren, daher benötige gerade ein Säugling keinen Impfschutz. Das stimmt jedoch so nicht ganz, denn bei 30 Prozent der Infizierten ist keine Verletzung erkennbar. Die Nervengifte, die vom Erreger gebildet werden, lähmen Muskeln und verursachen die Krämpfe, die der Erkrankung den Namen gegeben haben. Trotz Intensivmedizin sterben noch zehn bis 30 Prozent der Infizierten.

42 Die Kinderlähmung ist noch nicht ausgerottet

Die Kinderlähmung (Polio) könnte – wie die Pocken – ausgerottet werden. So weit ist es aber noch nicht. Europa wurde 2002 von der Weltgesundheitsorganisation zur poliofreien Zone erklärt, aber der Reiseverkehr hält sich nicht daran. 1992 wurden zwei »importierte« Fälle von nach Deutschland Eingereisten registriert. 2003 machten Polioausbrüche in 13 afrikanischen

Ländern darauf aufmerksam, dass vor allem bei Reisen in Entwicklungsländer überprüft werden muss, ob der Impfschutz ausreicht.

Die Schluckimpfung war wirksam, aber nicht risikolos

Die billigere Impfung ist die nach Sabin, sie wird auf Zucker getropft und heruntergeschluckt – daher der Name Schluckimpfung. Früher war »Schluckimpfung ist süß, Kinderlähmung ist grausam« der bekannteste Satz aus einschlägigen Impfkampagnen. Die Schluckimpfung darf aber seit 1998 kein Arzt hierzulande mehr verabreichen, es sei denn nach Genehmigung bei besonderen Epidemien. Denn eine echte Infektion ist dadurch nicht ausgeschlossen – die Erreger sind nämlich nur abgeschwächt, aber noch lebensfähig.

Das hat einen Nachteil, denn dadurch können auch nach einer Impfung Viren ins Gehirn und ins Rückenmark gelangen, dort eine Entzündung, eine Poliomyelitis, auslösen und dann auch Lähmungen hinterlassen. Nach einer Infektion mit dem Polio-Wildtyp-Virus ist in 0,1–1 Prozent der Fälle mit bleibenden Lähmungen – auch der Atemmuskulatur – zu rechnen. Bei der Impfung kann es in einem von 3,5 Millionen Fällen zu diesen gravierenden Nebenwirkungen kommen, was deutlich seltener ist.

Die Schluckimpfung hatte jedoch auch viele Vorteile, unter anderem wurde die Abwehr der Keime schon in der Darmschleimhaut gewährleistet. Die Impfung nach Salk mit abgetöteten Bakterien ist zudem deutlich teurer. Sie wird injiziert und wehrt die Keime erst im Blut ab. Dadurch könnten sich – das rügen manche Experten – Polioviren im Darm ansiedeln und von dort nicht geimpfte Menschen infizieren.

Weniger ist nicht immer mehr, zum Beispiel bei Diphtherie

Die Impfung gegen Diphtherie zählt ebenfalls zur empfohlenen Grundimmunisierung. Geimpft wird gegen das Bakteriengift, der Schutz ist auch nahezu vollständig, eine Infektion wird hingegen nicht verhindert. Ab dem siebten Lebensjahr wird bei Auffrischungsimpfungen eine verringerte Impfdosis verwendet. Es wird in Einzelfällen vertreten, dass dieser abgeschwächte Impfmodus auch für die Grundimmunisierung genügen könnte. Grund dafür ist der Wunsch, den Kindern eine »Belastung« durch die stärkeren Vakzine

WAS SIE BEDENKEN SOLLTEN

Tetanus darf man nicht beliebig auffrischen

- Tetanus ist eine potenziell lebensbedrohliche Erkrankung, die auf jeden Fall verhindert werden soll und vor der durch die Impfung auch verlässlich geschützt werden kann, sie bietet nahezu 100%igen Schutz.
- Es gibt keinen wirksamen alternativen Schutz gegen Tetanus, nicht die noch so gründliche Reinigung einer Wunde hilft hier, auch nicht ein durchgemachter Tetanus.
- Die Erreger können buchstäblich überall sein und auch unsichtbare Wunden gewähren ihnen Einlass.
- Bitte nehmen Sie es ernst, wenn der Lehrer für einen Ausflug mit der Klasse oder der Sportclub für das Zeltlager den Impfpass dabei haben will! Denn darin überzeugt sich der Arzt, der bei Verletzungen eine Wunde Ihres Kindes versorgt, dass es ausreichend gegen Tetanus geschützt ist; sonst muss er ihm eine Auffrischung verpassen; aber Auffrischungsimpfungen gegen Tetanus sollen nicht zu oft, sondern nur im vorgeschriebenen Abstand vorgenommen werden; sonst kommt es zur unnötigen Überimpfung mit starken örtlichen Impfreaktionen, die den Kindern Angst vor späteren Impfungen machen.

Europa ist frei von Polio, Touristen und Immigranten sind es nicht

- Auch für Polio gilt, dass man die Krankheit sicher verhindern muss, denn es gibt zwar nur selten Langzeitschäden, aber man weiß nie, wer von den Infizierten gelähmt bleibt.
- Außerdem verhindert die Impfung auch das Postpolio-Syndrom.
- Die neue Impfung birgt nicht mehr die Gefahr, dass sie selbst Polio erzeugt.
- Das Vertrauen, im weitgehend poliofreien Europa auch ohne Impfung sicher zu sein, sollte man nicht überstrapazieren: Immer wieder werden Viren eingeschleppt; vor 15 Jahren kam es in den Niederlanden, vor zehn Jahren in der Türkei und vor sieben Jahren in Bulgarien zu Polioausbrüchen in Form kleinerer Epidemien; auf absehbare Zeit kann aber durch konsequentes Durchimpfen die Poliomyelitis weltweit ausgerottet werden.

Diphtherieepidemien gibt es auch in Europa

- Das Wiederaufflackern von Diphtherie in Osteuropa belegt, wie schnell es zu Epidemien kommt, wenn der Impfschutz in der Bevölkerung nachlässt; die Erkrankung verläuft auch heute noch in bis zu zehn Prozent der Fälle tödlich.

zu ersparen. Hier ist indes Vorsicht geboten: Zum einen fehlen überzeugende wissenschaftliche Untersuchungen, die diese Annahme stützen könnten. Zum anderen zeigte die Diphtherieepidemie in den neunziger Jahren in den Nachfolgestaaten der ehemaligen UdSSR, dass vor allem kleine Kinder und alte Menschen betroffen waren, die wegen der mangelhaften Versorgung mit Impfstoffen nur die abgeschwächte Diphtherieimpfung zusammen mit Tetanus erhalten hatten. Deshalb starben dort noch in den 1990er Jahren mehr als 4000 Menschen, die Zahl der Erkrankten wurde auf 150000 beziffert. Die immer wieder aufflackernden Epidemien wurden zudem darauf zurückgeführt, dass die Rate der ausreichend Geimpften mit 60 Prozent zu gering war, dass es infolge der politischen Turbulenzen zu großen Bevölkerungsverschiebungen kam und überdies die medizinische Versorgung mangelhaft war, weshalb Gegenmaßnahmen oft unzureichend ausfielen.

Keuchhusten (Pertussis)

Keuchhusten ist eine hoch ansteckende, in allen Teilen der Welt vorkommende Infektionskrankheit, die jährlich zu rund 60 Millionen Erkrankungen führt. Vor der Impfära zählte Keuchhusten in den Vereinigten Staaten zu den häufigsten Todesursachen im Kindesalter. Eine Ausrottung des Keuchhustens wird derzeit nicht für möglich gehalten.

STECKBRIEF

Keuchhusten (Pertussis)

Erreger: Bordetella pertussis ist ein Bakterium, das außerhalb der Schleimhäute des Menschen nur kurz überlebt.

Infektion: Die Weitergabe erfolgt über Tröpfcheninfektion; die Erreger vermehren sich in den Schleimhäuten der Atemwege, zerstören diese und schwächen örtlich die Abwehr.

Krankheitsbild: Die Erkrankung verläuft in drei Stadien: zunächst für ein bis zwei Wochen wie eine Grippe; dann kommt es über vier bis sechs Wochen zu Hustenanfällen (bis zu 50-mal am Tag mit Würgen, Ausstoßen von zähem Schleim) und Erbrechen; die Beschwerden klingen in der letzten Phase über mehr als zwei Monate allmählich ab.

Komplikationen: Je jünger das Kind ist, desto schwerwiegender ist der Verlauf. Lungenentzündungen, Mittelohrentzündungen durch andere Erreger, seltener Krampfanfälle und andere Hirnschäden sind möglich; Antibiotika senken die Sterblichkeit auf ein Prozent.

Häufigkeit: Nach Schätzungen von Lungenfachärzten erkranken jährlich rund 110 000 Erwachsene an Keuchhusten (die meisten unbemerkt); die Erwachsenen machen inzwischen rund 80 Prozent aller Keuchhustenfälle aus – daher dürften es etwa 13 000 bis 14 000 Jugendliche und Kinder sein; allerdings sind dies alles nur Schätzzahlen, exakte Daten gibt es nicht.

Keuchhusten ist vor allem für Säuglinge gefährlich

Je jünger das Kind, desto schwerwiegender der Verlauf: In den ersten sechs Lebensmonaten treten 60 bis 80 Prozent aller Komplikationen einer Keuchhusteninfektion auf. Besonders gefährdet sind die Kinder in den ersten acht Lebenswochen. Zum Teil wird angenommen, dass verkannte Keuchhusteninfektionen für Fälle von plötzlichem Kindstod verantwortlich waren.

Es drohen Lungenentzündungen, der Keuchhusten bereitet den Boden für Mittelohrentzündungen durch andere Erreger, in sehr seltenen Fällen können Krampfanfälle und andere Hirnschäden auftreten. Infektionen im späteren Lebensalter sind häufig milder. Dann kann der Keuchhusten deutlich abgeschwächt verlaufen – auch bei denjenigen, die einmal geimpft wurden, bei denen der Impfschutz aber nicht mehr ganz ausreicht, um eine Infektion zu verhindern; die Keuchhustenfälle älterer Kinder und die von Jugendlichen lassen sich mitunter kaum von einem lang anhaltenden Husten unterscheiden, die Hustenanfälle sind nicht mehr »keuchhustentypisch«. Bei der Keuchhustenimpfung geht es also vor allem darum, den Säugling in den ersten Lebensmonaten zu schützen.

 Wie man Säugling und Kleinkind schützen kann

Der Immunschutz der Impfung ist lange nicht so dauerhaft, wie der einer echten Infektion. Daher müssten Kinder, Jugendliche und Erwachsene häufig nachgeimpft werden, damit sie verlässlich vor einer Keuchhusteninfektion geschützt sind. Das ist aber nicht der Fall – die meisten werden in der frühen Kindheit geimpft, danach ist Schluss. Deshalb haben Eltern eines Säuglings ein Problem: Da eben heutzutage nun mal viele Erwachsene nicht mehr ausreichend vor Keuchhusten geschützt sind, besteht die Gefahr, dass ein Säugling von Familienangehörigen oder über andere Wege infiziert wird. 50 bis 70 Prozent aller Säuglinge, die an Keuchhusten erkranken, haben sich bei den Eltern oder Großeltern angesteckt.

Ihn zu schützen, gelingt am ehesten, wenn man schon in der Schwangerschaft alle durchimpft, die mit ihm in Kontakt kommen könnten (für die Mutter gilt bislang, dass sie erst kurz nach der Geburt geimpft werden soll), und alle weiteren Infektionsquellen von ihm fernhält. Ab dem Kindergartenalter ist die Erkrankung weniger bedrohlich.

Experten fordern, schon Schwangere zu impfen

Gegen Keuchhusten gibt es auch leider keinen, allenfalls sehr geringen Nestschutz, das bedeutet: Selbst wenn die Mutter gegen Keuchhusten immun wäre, würde sie beim Stillen meist nicht genügend Antikörper an das Neugeborene weitergeben. Wenn man das Kind also impfen möchte, sollte das möglichst früh geschehen.

Allerdings ist der Schutz erst ab der dritten Impfung gewährleistet. Wenn also im zweiten oder dritten Lebensmonat mit der Impfung begonnen wird und die Abstände von je einem Monat einberechnet werden, muss man eingestehen, dass der Säugling letztlich in den ersten vier bis sechs Monaten ungeschützt ist – es sei denn, es gelänge tatsächlich, allen Menschen in seiner Umgebung eine Auffrischungsimpfung gegen Keuchhusten zu verpassen.

Jüngste Vorschläge von Experten fordern deshalb, die Mütter schon in der Schwangerschaft zu impfen, um diese Lücke zu schließen – denn dann kommt der Säugling schon mit Keuchhustenschutz auf die Welt. Diese Ansätze sind indes noch rein experimentell.

Die Gefahren der Keuchhustenimpfung bleiben umstritten

Der schlechte Ruf der Keuchhustenimpfung rührt von dem alten Impfstoff her. Dieser enthielt noch ganze Zellen des Pertussiserregers. Er galt als weit weniger verträglich als der neue, azelluläre Pertussisimpfstoff. Wirklich bewiesen sind die Vorwürfe an den alten Impfstoff indes nicht. Die Lage ist widersprüchlich: Diejenigen, die vor allem die Schädlichkeit der alten Keuchhustenimpfung herausstreichen wollen, glauben zum Beispiel in der britischen National Childhood Encephalopathy Study (eine große Studie, die Impffolgen in Großbritannien von 1976 bis 1979 untersuchte) Belege dafür zu finden, dass die Impfung Hirnschäden und Entwicklungsstörungen verursachen könnte. Dieselbe Untersuchung wird jedoch zur Entlastung der alten Keuchhustenimpfung herangezogen: Darin gebe es keine überzeugenden Hinweise für die genannten Schäden. Auch Lern- und Aufmerksamkeitsdefizite konnten nicht eindeutig dem alten Impfstoff zugerechnet werden. Daran sieht man schon – das Thema ist ideologisch heiß umkämpft.

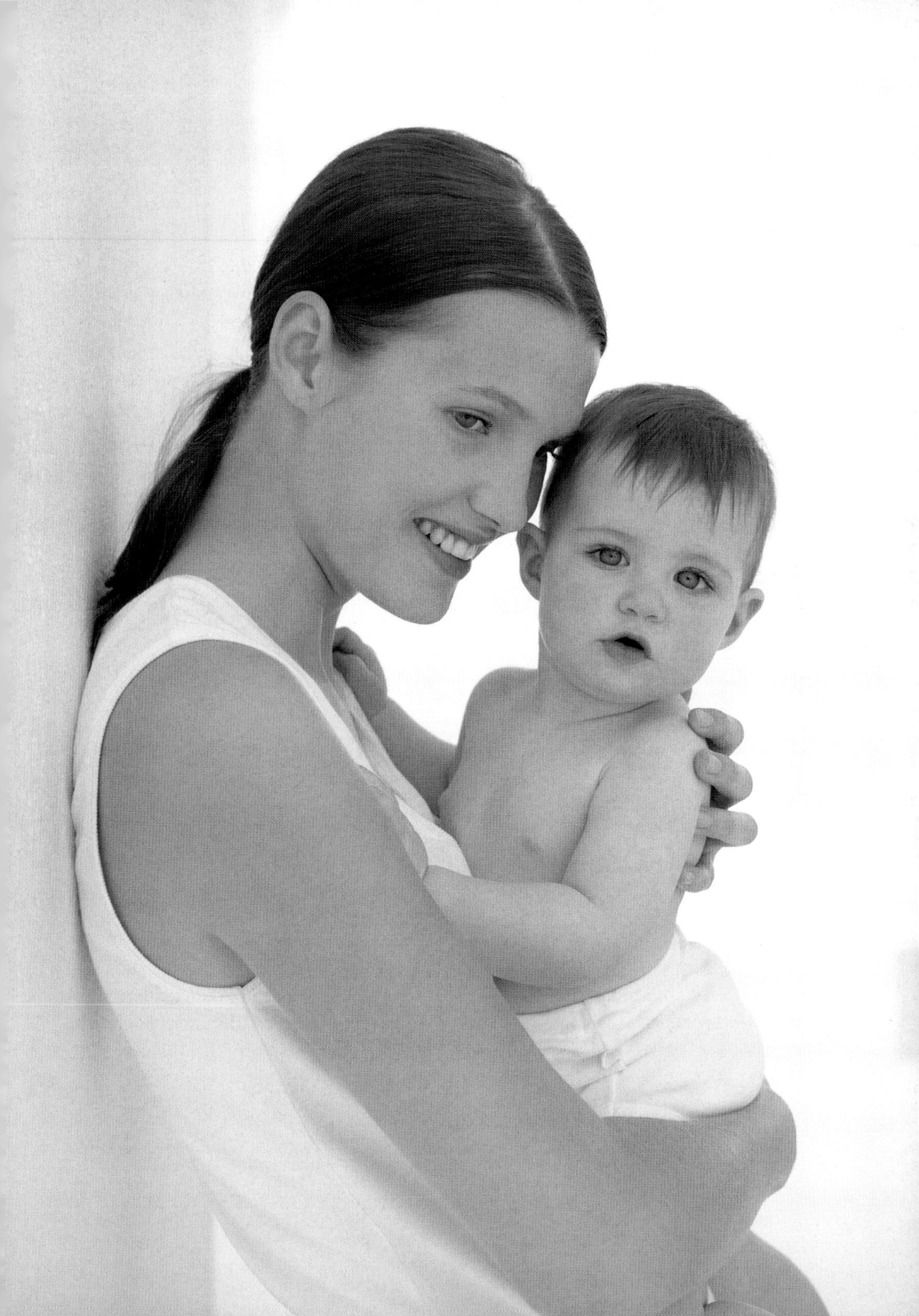

Auch der neue, azelluläre Impfstoff kommt bei Impfgegnern nicht gut weg. Tatsächlich konnte aber gezeigt werden, dass er deutlich besser verträglich ist – ganz sicher, was Nebenwirkungen wie Fieber, örtliche Rötung und Schwellung an der Einstichstelle und vermehrtes Schreien angeht. Auch die schwerer wiegenden Reaktionen – z. B. Krämpfe – sind danach deutlich seltener – bei etwa 5 von 100000 Impfdosen. Bleibende Hirnschäden konnten bislang auch der neuen Impfung nicht angelastet werden.

49 Die Geschichte belegt die Wirksamkeit der Impfung

Die STIKO nahm 1974 die Impfempfehlung für den alten Keuchhustenimpfstoff zurück. In der ehemaligen DDR bestand seinerzeit weiterhin Impfpflicht. Der Vergleich liefert den Beleg für die Wirksamkeit: Im Westen stieg die Erkrankungshäufigkeit auf 160 je 100000 Einwohner, im Osten war nur einer von 100000 Bewohnern von Keuchhusten betroffen. 1991 wurde dann wieder eine Impfempfehlung ausgesprochen. Der seit 1995 verfügbare, neue, azelluläre und besser verträgliche Impfstoff führte wieder zu wachsender Akzeptanz der Impfung. Die Kritik an der Keuchhustenimpfung bezieht sich jedoch nicht nur auf ihre Nebenwirkungen, sondern auch darauf, dass der Impfschutz nicht lange vorhält. Gegen Keuchhusten müsste man häufig nachimpfen lassen, was aber selten geschieht, weil ältere Kinder und Erwachsene selbst nicht mehr bedroht sind.

50 Die Impfung produziert mehr Keuchhusten unter Erwachsenen

Impfkritiker argumentieren, dass eine echte Keuchhusteninfektion einen viel längeren Immunschutz hinterließe. Wenn also möglichst viele Menschen einen Keuchhusten durchmachten, wären sie nachhaltiger geschützt, bekämen als Erwachsene seltener Keuchhusten. Dann gäbe es auch nicht so viele Mütter und Familienangehörige, die mögliche Ansteckungsquellen für einen Säugling darstellten. Denn vor der Keuchhustenimpfung (auch vor der alten) machten Erwachsene unter den Keuchhustenkranken nur zwei (!) Prozent aus. Dort, wo flächendeckend geimpft wird, ist dieser Anteil erheblich angestiegen, mitunter auf vier Fünftel aller Keuchhustenfälle.

Wer gegen Keuchhusten impft, so lautet mithin das impfkritische Urteil, sorgt damit automatisch dafür, dass mehr Erwachsene Keuchhusten bekommen können.

Am Beispiel Keuchhustenimpfung lässt sich deshalb verstehen, dass die flächendeckende Einführung von Impfungen Fluch und Segen zugleich bedeuten kann. Durch die Impfung wurden viele Keuchhustenfälle verhindert, aber der Anteil der möglichen Überträger unter den Erwachsenen steigt – und gefährdet so erneut die Säuglinge.

Man kann das Rad aber nicht zurückdrehen und Eltern müssen deshalb entscheiden, wie sie heutzutage ihre Kinder am besten schützen. Die Empfehlungen zur Nachimpfung muss man deshalb auch unter diesem Aspekt betrachten. Sie sind nicht in erster Linie wichtig, um ältere Kinder und Jugendliche selbst vor einer Keuchhustenimpfung zu schützen, denn die verläuft eher harmlos. Das Nachimpfen soll vielmehr auch bewirken, dass die Zahl der Keime, die in der Bevölkerung herumschwirren – das ist der sogenannte Infektionspool, aus dem man sich anstecken kann – niedrig gehalten wird.

WAS SIE BEDENKEN SOLLTEN

Warum sollte man Säuglinge gegen Keuchhusten impfen?

Weil
- es gegen Keuchhusten kaum Nestschutz (Antikörper) von der Mutter gibt;
- Keuchhusten im ersten Lebensjahr am gefährlichsten ist;
- der Säugling nicht absolut sicher von allen abgeschirmt werden kann, die Keuchhusten übertragen könnten;
- Keuchhusten wieder häufiger auftritt, da viele Jugendliche und Erwachsene nicht genügend nachgeimpft sind.

Was spricht gegen die Impfung?

Dass nach überstandenem Keuchhusten nicht so oft nachgeimpft werden muss; das Impfen gegen Keuchhusten bringt es paradoxerweise mit sich, dass es immer mehr Erwachsene gibt, die keinen ausreichenden Immunschutz haben, weil der Impfschutz nicht aufgefrischt wird.

Warum frischt man die Keuchhustenimpfung auf?

Keuchhusten verläuft bei größeren Kindern, Jugendlichen und Erwachsenen deutlich milder, eine Auffrischung ist also nicht deshalb notwendig, um eine schwere Krankheit fernzuhalten. Allerdings kann dafür sprechen, dass man dem Kind einen längeren Ausfall in der Schule, oder sich als Eltern eine längere Abwesenheit vom Arbeitsplatz ersparen will oder muss.

Wer ein Baby in der Familie erwartet, sollte für einen ausreichenden Impfschutz der Kontaktpersonen sorgen (Tagesmutter nicht vergessen), um das Risiko einer Einschleppung von Keuchhusten durch Kontaktpersonen so gering wie möglich zu halten. Schwangere können derzeit noch nicht routinemäßig geimpft werden; die werdende Mutter sollte aber daran denken, wenn nötig in den ersten Tagen nach der Geburt die Impfung nachzuholen, denn sie ist in der Regel die engste Kontaktperson des Säuglings.

Nachimpfen wird beim Keuchhusten erschwert

Die Industrie hat die Herstellung eines Einzelimpfstoffs für Keuchhusten eingestellt. Das heißt: Nachimpfen kann man nur mit einem Impfstoff, der noch dazu die Tetanus-/Diphtherieimpfung auffrischt. Das erschwert ein individuelles Nachimpfen, denn der Abstand zur letzten Tetanus-/Diphtherieimpfung sollte mindestens fünf Jahre betragen, eine bislang nicht befriedigend gelöste Problematik, die individuell mit dem Arzt besprochen werden muss.

Hirnhautentzündung (Meningitis)

Eine Hirnhautentzündung (Meningitis) ist eine Infektion und Entzündung der weichen Häute, die dem Gehirn und dem Rückenmark aufliegen. Sie wird von Viren, Bakterien und seltener von Pilzen oder Parasiten hervorgerufen. Viren verursachen rund zwanzigmal häufiger Meningitiden als Bakterien, die viralen Gehirnhautentzündungen klingen aber meist ohne Komplikationen ab. Man geht davon aus, dass zahlreiche Virusinfekte von einer Meningitis »begleitet« werden, dass sie aber oft unbemerkt bleiben. Bakterielle Meningitiden, die auch als eitrige Meningitiden bezeichnet werden, sind im Gegensatz dazu echte Notfälle und nicht selten lebensbedrohlich.

STECKBRIEF

Bakterielle Hirnhautentzündung (Meningitis)

Erreger: eine Vielzahl von Bakterien, hauptsächlich (zu 80 Prozent) aber Hämophilus influenzae Typ B (Hib), Pneumokokken und Meningokokken; diese drei Erreger sind bekapselte Bakterien, die Kapseln bestehen aus Vielfachzuckern (Polysacchariden).

Hämophilus-influenzae-Bakterien gibt es in verschiedenen Kapseltypen, Typ B ruft die bedrohlichsten Erkrankungen im Kindesalter hervor; Pneumokokken weisen noch größere Vielfalt auf, es gibt hier 90 Kapseltypen; Meningokokken werden in 13 Gruppen unterteilt, von denen die wichtigsten mit A, B und C benannt sind.

Infektion: Die Erreger werden durch Tröpfcheninfektion übertragen; sie verursachen in der Mehrzahl nur einen harmlosen Schnupfen oder eine Bronchitis. Nicht jeder, der infiziert ist, bekommt deshalb schon eine Meningitis, es gibt zudem zahlreiche gesunde »Träger« der Bakterien; wer gesund bleibt, und wer erkrankt, lässt sich nicht vorhersagen; entweder gelangen die Bakterien über eine Mittelohrentzündung durch Ausbreitung direkt ins Gehirn oder sie kommen in die Blutbahn – das nennt man dann eine »invasive« Infektion – und infizieren auf diese Weise das Gehirn (oder andere Organe).

Anders als die beiden anderen Erreger sind es Meningokokken, die Epidemien durch Weitergabe besonders aggressiver Typen auslösen können.

Krankheitsbild: Bei der bakteriellen Gehirnhautentzündung werden die Hirn- und Rückenmarkshäute (die Meningen) von Bakterien befallen und entzünden sich. Die Erkrankung ist gekennzeichnet durch

- starke Kopfschmerzen,
- Nackensteifigkeit (der Kranke kann

den Kopf nicht mehr auf die Brust beugen),
- Erbrechen,
- hohes Fieber,
- Empfindlichkeit gegenüber Licht und Geräuschen.

Die Erreger können aber auch zu anderen Erkrankungen führen:
- Hib verursacht vor allem eine Kehldeckelentzündung (Epiglottitis); hierdurch werden die Atemwege verlegt, bis hin zum Ersticken.
- Pneumokokken sind vor allem für Mittelohrentzündungen im Kindesalter und Lungenentzündungen bei älteren Menschen verantwortlich.
- Bei Meningokokken ist neben der Meningitis vor allem die Blutvergiftung (Sepsis) als Komplikation gefürchtet.

Komplikationen: Eine bakterielle Meningitis ist immer eine bedrohliche, lebensgefährliche Erkrankung. Je nach Erreger ist sie zudem auch heute noch mit einer hohen Sterblichkeit (10 bis 20 Prozent) verbunden. Außerdem kann es durch Übergreifen der Entzündung von den Hirnhäuten auf die Nervenzentren des Gehirns selbst zu bleibenden Hörschäden (Taubheit), Lähmungen, geistiger Behinderung und Verhaltensauffälligkeiten kommen.

Häufigkeit: Die Erkrankungshäufigkeit für die bakterielle Meningitis insgesamt wird für Industrienationen auf rund 10 von 100000 Einwohnern jährlich geschätzt. Die meisten Fälle werden den Meningokokken zugerechnet: 2006 erkrankten zum Beispiel 461 Personen deutschlandweit an einer Meningitis durch Meningokokken. Rund 75 Prozent aller Fälle von bakterieller Meningitis treten bei Kindern unter fünfzehn Jahren auf, allein zwei Drittel treffen Kinder unter fünf Jahren.

51 Eine »Impfung gegen Meningitis« gibt es nicht

Leider gibt es keine »Einheitsimpfung«, die generell gegen Hirnhautentzündung schützt. Es gibt lediglich verschiedene Impfungen gegen verschiedene Meningitiserreger – und diese Impfungen decken nicht alle Meningitiserreger ab. Es sind vor allem drei Erregergruppen, die zusammengenommen für vier Fünftel aller bakteriellen Meningitisfälle verantwortlich sind. Der Rest der Gehirnhautentzündungen wird von anderen Bakterien hervorgerufen, gegen die es noch überhaupt keine Impfungen gibt. Die drei Haupterreger heißen:
- Hämophilus influenzae,
- Pneumokokken (Streptococcus pneumoniae) und
- Meningokokken (Neisseria meningitidis).

Die verschiedenen Impfungen, die zur Bekämpfung der Meningitis dienen, sind gegen Untergruppen dieser drei Erreger gerichtet. Das heißt, die derzeit verfügbaren, verschiedenen Impfungen gegen Meningitis erfassen nur einen Teil des Keimspektrums. Es gibt also weder »eine Meningitisimpfung«, noch erfasst man mit dem Impfen gegen Meningitiden alle denkbaren Erreger.

52 Die Abwehrtruppen von Säuglingen übersehen die Meningitiserreger

Die drei genannten Erreger zählen zu den kapseltragenden Bakterien. Bakterien sind Einzeller und haben verschiedene Arten der Ummantelung – Hüllen, Wände, Kapseln zum Beispiel. Die kapseltragenden Meningitiserreger sind für das kindliche, noch unreife Immunsystem besonders problematisch. Es übersieht die gefährlichen Eindringlinge, geht gleichsam gar nicht dagegen vor.

Das war wichtig für die Entwicklung einer Impfung, die sich in diesen Fällen als besondere Herausforderung darstellte. Verwendet man allein Bestandteile der Kapsel des Erregers, so lässt sich keine befriedigende Immunantwort erzielen. Erst durch Koppelung dieser Antigene des Erregers mit einem Eiweiß, entsteht ein wirksamer Impfstoff. Ein solcher Konjugatimpfstoff (weil hier Eiweiß und Kapselbestandteil konjugiert, also miteinander verbunden sind) wurde zunächst als Hib-Impfung gegen Hämophilus influenzae eingeführt und stellte einen Meilenstein der Impfentwicklung dar.

53 Die Hib-Impfung: eine fast perfekte Erfolgsstory

Die Hib-Impfung gehört zu den (meist als Sechsfachimpfstoff verabreichten) Grundimmunisierungen im Säuglingsalter. Sie richtet sich gegen den Keim Hämophilus influenzae vom Kapseltyp B, daher die Abkürzung Hib. Dieser Keim war vor der Einführung der Impfung für mehr als die Hälfte aller Gehirnhautentzündungen im Kindesalter und auch für einen Hauptteil der gefährlichen Kehldeckelentzündungen verantwortlich.

Man schätzt die Zahl der seinerzeit jährlich von einer schwerwiegenden, invasiven Hib-Infektion Betroffenen auf etwa 1600. Jetzt ist mit rund 30 bis 50 invasiven Hib-Erkrankungen im Jahr zu rechnen. Auch Kinderärzte aus deutschen Kinderkliniken berichten immer wieder übereinstimmend, dass die Hib-Erkrankungen praktisch verschwunden seien. Wie bedeutsam ein Schutz vor einer Hib-Infektion ist, lässt sich noch eindrucksvoller anhand der weltweiten Epidemiologie des Erregers demonstrieren. Noch im neuen Jahrtausend erkrankten weltweit mehr als drei Millionen Kinder unter fünf Jahren an schwerwiegenden Hib-Erkrankungen. 300 000 bis 400 000 Tote werden dem Erreger zugerechnet. Die Impfung kann – das fasst eine umfassende Analyse von Studien zusammen – das Risiko für eine Hib-Erkrankung um 80 Prozent vermindern. Wie viele Todesfälle durch die Impfung verhindert werden, lässt sich indes nicht beziffern.

Haemophilus influenzae ist nicht von der Bildfläche verschwunden

Am Beispiel Gambia lässt sich erkennen, wie schnell der Erreger wieder an Terrain gewinnen kann: Während etwa noch 2005 mit großem Erfolg fast von einer Ausrottung des Erregers in Gambia (Gambia-Hib-Impfstudie) die Rede war, zeigt eine jüngste Veröffentlichung zwei Jahre später, dass es wieder neue Fälle gibt. Noch kann man die Gründe dafür nicht nennen, denn die systematische Überwachung war eingestellt worden. Es ist daher offen, ob das etwas andere Impfverfahren – ohne eine zusätzliche Auffrischungsimpfung – hier womöglich für den mangelhaften Schutz verantwortlich ist. Auch die jüngsten Zunahmen von Hib-Infektionen in Großbritannien haben aufhorchen lassen. Dort soll eine Auffrischungsimpfung die seit 2004 neu ansteigenden invasiven Hib-Fälle wieder eindämmen helfen.

Pneumokokken: ein neuer Feind im Visier

Pneumokokken verursachen bei Kindern und Jugendlichen unter 16 Jahren jährlich etwa 300 invasive Erkrankungen, wozu auch Hirnhautentzündungen gehören. Weiterhin sind Pneumokokken in dieser Altersgruppe für etwa 70 000 Fälle von Mittelohrentzündung sowie für 4000 Lungenentzündungen verantwortlich. Von den mehr als 90 (!) Kapseltypen werden sieben in dem hierzulande verwendeten Impfstoff für Kleinkinder verwendet, um dagegen einen Schutz aufzubauen. (Nicht damit zu verwechseln ein anderer, für Erwachsene verwendeter Polysaccharidimpfstoff, der gegen 23

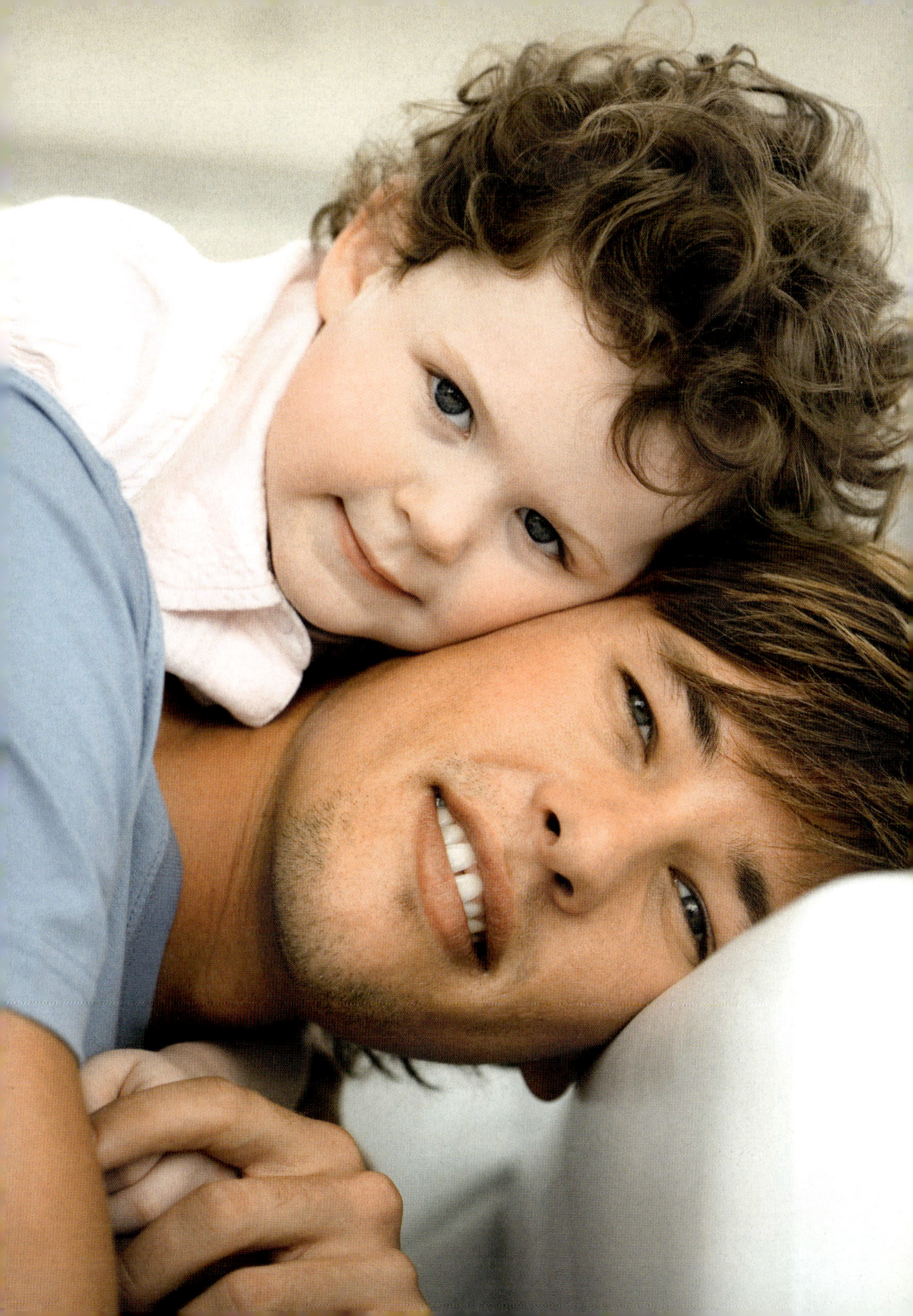

Kapseltypen gerichtet ist, der aber bei Kindern keine ausreichende Immunantwort hervorruft.) Was könnte die Impfung erreichen? Man schätzt, dass rund sieben Todesfälle im Jahr – und nicht nur solche durch Meningitis – zu verhindern wären, wenn ein Jahrgang jeweils komplett durchgeimpft würde.

56 Der Schutz ist unvollkommen

Sicher zählt in den Augen besorgter Eltern nicht die reine Statistik. Es geht einem immer im Kopf herum: Es könnte ja mein Kind sein, das durch die Impfung gerettet wird. Allerdings sollte man wissen: Der Impfschutz ist mitnichten umfassend:

- Denn erstens deckt der Siebenfachimpfstoff nur vier Fünftel der für Meningitis verantwortlichen Pneumokokken-Stämme ab.
- Zweitens kann man nicht davon ausgehen, dass es gelingt, alle Kinder eines Jahrgangs zu impfen, daher ist der Schutz vermutlich geringer als die Hochrechnung hoffen lässt.
- Drittens hat sich in den Vereinigten Staaten leider herausgestellt:

57 Trotz Impfung nicht weniger Tote

Eine viel beachtete und heftig diskutierte Studie von 2007 brachte es an den Tag: Obwohl es viel weniger Krankenhauseinweisungen wegen invasiver Pneumokokken-Erkrankungen gab, starben in der Altersgruppe unter fünf Jahren in der Ära bevor geimpft wurde ebenso viele wie danach. Noch hat man dafür keine ausreichende Erklärung. Aber es gibt offenbar eine sehr geringe Zahl von Kindern, die gegen Pneumokokken wehrlos ist und verstirbt. Diese trifft es auch dann, wenn insgesamt die Pneumokokken-Erkrankungen mithilfe der Impfung zurückgedrängt wurden.

Zwar verringerten sich zunächst die Infektionen durch jene sieben Pneumokokken-Typen, gegen die geimpft wurde. Jedoch: Inzwischen nehmen andere Kapseltypen ihren Platz ein. Die Zahl der Infektionen und Erkrankungen ist zwar noch lange nicht auf dem Niveau der Vorimpfära, aber jedes Jahr gewinnen die neuen Typen an Terrain und nehmen merkbar zu. Eine solche Untersuchung für Deutschland gibt es nicht. Aber man muss angesichts dieser amerikanischen Studie befürchten, dass auch hierzulande die Hoffnung trügt, die Zahl der Todesfälle vermindern zu können.

Der empfohlene Siebenfachimpfstoff ist jetzt schon veraltet

Da man weiß, dass inzwischen neue Kapseltypen das Feld erobern, hat man diese nicht nur bereits in die Impfstoffentwicklung einbezogen. Es werden derzeit sogar erste Tests vorgenommen, inwieweit sich das verlorene Terrain durch solch neue Impfstoffe – die gegen mehr Kapseltypen als bisher schützen – wieder erobern lässt. Dass bedeutet jedoch im Klartext: Der derzeit hierzulande verwendete Siebenfachimpfstoff ist im Grunde bereits veraltet.

Wie weit man andere durch Pneumokokken hervorgerufene Erkrankungen zurückdrängen kann, ist ebenfalls nicht verlässlich vorhersagbar. Derzeit lässt sich erwarten – bei 100-prozentiger Akzeptanz der Impfung – dass bei Kindern die invasiven Erkrankungen durch Pneumokokken – das sind außer der Meningitis auch Lungenentzündungen – um etwa 18 Prozent zurückgehen. Aus einer finnischen Studie kann man schließen, dass sich insgesamt sieben Prozent aller Mittelohrentzündungen durch den Siebenfachimpfstoff verhindern lassen. Hier beobachtet man aber ein ähnliches Phänomen der Verschiebung wie bei den Meningitisfällen: Die Mittelohrentzündungen durch Pneumokokken, gegen die der Impfstoff nicht gerichtet war, nahmen um 33 Prozent zu.

Meningokokken: der dritte wichtige Meningitiserreger

Auch Meningokokken können eine Hirnhautentzündung und andere schwere Erkrankungen hervorrufen. Es gibt unterschiedlich infektiöse Erregerstämme. Zurzeit gibt es drei Impfstoffe, die gegen verschiedene Stämme gerichtet sind. Zwei Polysaccharidimpfstoffe, von denen der eine gegen die Gruppen A und C gerichtet ist und der andere gegen die Gruppen A, C, W135 und Y. Diese beiden Impfstoffe helfen Kindern nicht, weil die Immunantwort, die sie hervorrufen, nicht stark genug ist. Sie sind daher nur für Erwachsene geeignet.

Der einzige Konjugatimpfstoff, der bei Kindern das Immunsystem wirksam zum Aufbau schützender Antikörper anregt, ist einzig gegen die Gruppe der C-Meningokokken gerichtet. Hiervon sollen laut Impfempfehlung ab dem zweiten Lebensjahr Kleinkinder eine Impfung erhalten.

Der Nutzen der Meningokokken-Impfung ist vergleichsweise gering

Die C-Meningokokken sind indes nur für rund 20 bis 25 Prozent aller Fälle von Meningokokken-Hirnhautentzündung bei Kindern unter 15 Jahren verantwortlich. Die übrigen werden hauptsächlich von Gruppe-B-Meningokokken verursacht, gegen die es aber keine Impfung gibt. Insgesamt, so schätzt man, seien in Deutschland pro Jahr – wiederum unter der utopischen Vorrausetzung einer Durchimpfung aller Kinder unter 16 Jahren – neun Todesfälle durch Meningokokken-Meningitis vermeidbar. Erkauft wird dies mit einer weiteren Injektion, weil diese Impfung bislang separat, zusätzlich zur Grundimmunisierung mit den anderen Impfstoffen, verabreicht wird. Dass man damit auf Seiten der Experten unzufrieden ist, zeigen Studien, die die Zahl der Impfungen und Injektionen verringern wollen.

Beobachtungen aus England legen zudem nahe, dass der Impfschutz der Kinder, die im Säuglingsalter geimpft wurden, rasch nachlässt: In einer Untersuchung hatte vier Jahre nach der Impfung nur noch jeder Achte schützende Antikörper in ausreichender Zahl. Eine neuere Studie aus England belegt, dass die vor dem zehnten Lebensjahr Geimpften offenbar so schlecht geschützt sind, dass bereits eine Auffrischung vor der Pubertät vorgeschlagen wird – denn gerade 15- bis 24-Jährige sind noch einmal besonders von einer Meningitis durch Meningokokken bedroht.

Zu denken gibt dabei die Überlegung der Wissenschaftler, dass die Auseinandersetzung mit Meningokokken – als gesunder Träger – die Impfwirkung verstärkt. Das heißt aber auch: Mit der sehr frühen Meningokokken-Impfung nimmt man den Kindern die in diesen Jahren offenbar nützliche Auseinandersetzung mit diesen Erregern.

Die Meningokokken-Impfung schlägt nach Gorgonenhäuptern

Ähnlich wie bei den Pneumokokken beobachtet man auch bei den Meningokokken, dass immer wieder neue Köpfe – Serogruppen des Erregers – nachwachsen, wenn man einen abschlägt. Eine chinesische Untersuchung deutet darauf hin, dass ein Wegimpfen der A-Meningokokken den Nährboden für eine Epidemie eines besonders gefährlichen Keims der C-Gruppe schuf.

Israelische Forscher beschreiben die Ausbreitung von Gruppe-B-Meningokokken nach einer Impfkampagne gegen Gruppe-C-Meningokokken. Auch die neuerliche Zunahme der Todesfälle durch Meningokokken in England könnte darauf zurückzuführen sein. Dort hatte man Ende 1999 eine Impfkampagne gegen Gruppe-C-Meningokokken gestartet. Zunächst sind daraufhin die Erkrankungs- und Todesfälle deutlich gesunken. Allerdings wurden im Jahr 2004 schon wieder fast so viele Meningitistodesfälle beobachtet wie in den Jahren vor der Impfkampagne. Ob man durch das Wegimpfen einzelner Meningokokken-Gruppen Raum für gefährlichere Varianten macht, lässt sich derzeit weder beweisen noch ausschließen.

62 Menschen pilgern, Meningokokken auch

Wer pilgern will, muss gegen Meningokokken impfen. Eigentlich ist das für das Visum zur Pilgerreise des gläubigen Moslems nach Saudi-Arabien vorgeschrieben. Viele halten sich nicht daran, über ein Drittel der Pilger tritt die Reise ohne die erforderlichen Impfungen an. Da rund die Hälfte der 300 Millionen Menschen, die im Meningitisgürtel in Afrika leben, Moslems sind, bergen die Pilgerreisen einen riesigen Umschlagplatz für Meningitiskeime. Dazu zählen auch solche, die bislang in Europa zum Beispiel nur selten vorkamen. Besonders der Kapseltyp W135 ist inzwischen gefürchtet, hat er doch im Jahr 2000 für Meningitisepidemien gesorgt, die durch die heimkehrenden Pilger ausgelöst wurden. Wie sehr Gruppe-B-Meningokokken dazu neigen, sich dort auszubreiten, wo andere Meningokokken-Stämme weggeimpft wurden, konnte man in Niger und Burkina Faso nach den Impfkampagnen gegen Gruppe-A- und -C-Meningokokken beobachten.

63 Skepsis gegenüber den Impfempfehlungen ist angebracht

In der Schweiz gibt es Hinweise, dass auch die Ärzte mit den Impfempfehlungen gegen Meningitiserreger nicht ganz glücklich sind. Auf der Informationsseite »www.praxispaediatrie.ch« kritisieren Schweizer Kinderärzte die Empfehlung: Meningokokken- und Pneumokokken-Impfungen sollten dann erfolgen, wenn die Eltern ein maximales Impfprogramm wünschen, oder salopp formuliert: Das Kind kriegt alle Impfungen, wenn die Eltern bang sind und es so wollen.

Wenn hier der Wunsch der Eltern nach einem »maximalen« Impfprogramm der Grund für die Impfung sein soll, so muss man fragen: Soll eine Impfung die Eltern beruhigen oder das Kind schützen? Gibt es denn keine besseren Gründe, die Impfung zu empfehlen, sind die medizinischen Argumente nicht ausreichend für ein klareres Votum? Das nährt zu Recht den Verdacht, dass hier die Überzeugung fehlte, diese Impfung müsste wirklich sein. Aus Unentschlossenheit wird die Verantwortung allein den Eltern zugeschoben. Wenn aber die Experten schon selbst zweifeln, wie sollen dann Eltern eine Entscheidung treffen?

64 Erkrankt ein Kind an Meningitis, muss es sofort ins Krankenhaus

Wer alle Meningitisimpfungen für sein Kind vornehmen lässt – also gegen Hämophilus influenzae (Hib), gegen Pneumokokken und gegen Meningokokken – sollte immer daran denken, dass es dennoch eine Gehirnhautentzündung bekommen kann. Wenn ein Kind bei einem schweren Infekt – Erkältung, Mittelohrentzündung, Lungenentzündung oder Ähnlichem – nicht nur stark und lange fiebert, sondern auch über starke Kopfschmerzen klagt oder gar verwirrt klingt und das Bewusstsein zu verlieren droht, ist Eile geboten. Denn ob ein an Meningitis erkranktes Kind gerettet und vor Folgeschäden wie Lähmungen bewahrt werden kann, darüber entscheidet nicht der Meningitiserreger, der die Entzündung verursacht, sondern das Ausmaß der Bewusstlosigkeit.

Wer rasch in eine Klinik kommt und behandelt wird, der hat die größten Chancen, ohne Dauerschäden zu überleben, wie jüngst eine Studie aus Chile nachweisen konnte.

WAS SIE BEDENKEN SOLLTEN

Die Hib-Impfung ist bewährt

- Für die Hib-Impfung spricht die Tatsache, dass sowohl in der westlichen Welt als auch weltweit die invasiven Hib-Erkrankungen (vor allem Meningitis und Epiglottitis) deutlich zurückgegangen sind; die Beweise, dass sich auch viele Todesfälle verhindern lassen, werden nicht von allen für ausreichend befunden.
- Zudem waren diese Erkrankungen vor der Hib-Impfära sehr häufig – das Kosten-Nutzen-Verhältnis, was die Zahl der Impfungen und die Zahl der verhinderten schwerwiegenden Infektionen angeht, ist mithin günstig.
- Man hat mit der Hib-Impfung bereits Erfahrungen gesammelt, die Nebenwirkungen sind daher bekannt und kalkulierbar. Das Impfschema in Deutschland scheint auch nicht die Schwächen des Vorgehens in Großbritannien zu haben, der Impfschutz hält hierzulande offenbar besser an.
- Schließlich beobachtet man, dass die Hib-Infektionen dort wieder zunehmen, wo der Impfschutz nicht konsequent betrieben wird; das lässt befürchten, dass eine nachlassende Impfmoral rasch bestraft würde.

Pneumokokken- und Meningokokken-Impfung: Pro und Kontra

Wann und für wen sind diese beiden Impfungen sinnvoll und wichtig?

- Impfen ist wichtig, wenn angeborene oder erworbene Defekte des Immunsystems bekannt sind; gerade Kinder, denen die Milz fehlt oder entfernt werden musste, sind sehr anfällig für Pneumokokken.
- Auch Schüler und Studenten sollten geimpft sein vor Austauschaufenthalten in Ländern, in denen etwa die Meningitis C häufiger ist als hierzulande (England) oder eine Impfung vorgeschrieben ist (siehe auch Reiseimpfungen auf S. 106–112).
- Der Nutzen einer allgemeinen Impfung gegen Pneumokokken und Meningokokken auch für ganz gesunde Kinder ist jedoch eher gering: Dadurch sollen rund 18 Prozent der invasiven Pneumokokken-Erkrankungen (hochgerechnet nach derzeitigem Kenntnisstand) verhindert werden, weniger Tote gibt es vermutlich nicht; Mittelohrentzündungen gehen nur um sieben Prozent zurück.
- Durch die allgemeine Impfung gegen Meningokokken hofft man, in Deutschland pro Jahr neun Todesfälle unter Kindern verhindern zu können und 90 Kindern eine Meningokokken-Erkrankung ersparen zu können – bewiesen ist das nicht, nur hochgerechnet.
- Das bedeutet für Eltern: Sie senken das Risiko für Meningitis und andere invasive Erkrankungen dieser beiden Erreger, aber Sie schaffen es nicht aus der Welt; gleichwohl kann es für Sie eine Beruhigung sein zu wissen, dass Sie jede noch so geringe Chance damit nutzen, eine schwerwiegende Erkrankung zu vermeiden.

- Wenn man die Kinder so früh gegen Meningokokken impfen lässt, erwägen Wissenschaftler schon jetzt wegen des nachlassenden Impfschutzes eine Auffrischung in der Pubertät. Das gilt es, im Auge zu behalten und mit dem Kinderarzt zu besprechen, wenn die Kinder dieses Alter erreicht haben. Denn auch Jugendliche und junge Erwachsene haben noch ein erhöhtes Erkrankungsrisiko für Meningokokken.

Was spricht eher gegen eine Pneumokokken- und eine Meningokokken-Impfung?

- Offenbar steigen die Infektionsraten durch andere Kapseltypen an, gegen die nicht geimpft wird; zumindest für die Pneumokokken muss man vermuten, dass die Impfung womöglich keine Todesfälle verhindert.
- Noch sind diese beiden Impfungen neu, man weiß daher im Prinzip auch noch wenig über mögliche ungünstigen Nebenwirkungen, zumindest über solche, die erst im Laufe der Zeit offenbar werden.
- Unklar ist derzeit, ob sich die relativ neu in den Impfplan eingeführten Pneumokokken- und Meningokokken-Impfungen und die anderen Impfungen, die zur Grundimmunisierung verabreicht werden, gegenseitig in ihrer Wirksamkeit beeinträchtigen.
- Unklar ist auch, ob womöglich durch die beiden Impfungen nicht nur andere, sondern auch gefährlichere Kapselstämme an Boden gewinnen; dann wären die Impfungen sogar kontraproduktiv.
  – Derzeit lässt sich leider kein eindeutiges Fazit ziehen, weil man nicht weiß, welche Entwicklung die neuen Impfungen auslösen werden. Dringend erforderlich sind deshalb Studien, die auch im Hinblick auf mögliche ungünstige Folgen dieser Impfungen mehr Klarheit schaffen, um den Eltern bessere Entscheidungshilfen an die Hand zu geben.

Hepatitis B

Hepatitis B ist eine unter zahlreichen anderen Leberinfektionen mit Viren. Weltweit sind schätzungsweise 300 bis 400 Millionen Menschen chronisch mit dem Hepatitis-B-Virus infiziert. Eine Million Menschen sterben jährlich an den Folgen ihrer Hepatitis-B-Infektion. Dieses eine Virus verursacht allein 80 Prozent aller Leberkrebse. Hat das Bedeutung für Ihr Kind? Wie gefährlich ist die Lage in Deutschland tatsächlich?

STECKBRIEF

Hepatitis B

Erreger: Es gibt mehrere Hepatitisviren (A bis E); das Hepatitis-B-Virus ist ein komplex aufgebautes Virus, das ein charakteristisches Antigen (HBs) an seiner Oberfläche besitzt, welches man zur Herstellung des Impfstoffs nutzen konnte.

Infektion: Über Körpersekrete, hauptsächlich über Blutübertragung, Geschlechtsverkehr, infizierte Nadeln von Drogenabhängigen; die meisten Menschen eliminieren das Virus wieder, aber bei fünf bis zehn Prozent verläuft die Erkrankung chronisch – die Viren bleiben in den Leberzellen.

Krankheitsbild: Vor allem Abgeschlagenheit, Gelbsucht, Übelkeit, mitunter Bauchschmerzen.

Komplikationen: Bei chronischem Verlauf wird das Lebergewebe zerstört (Leberzirrhose) bis zum völligen Leberversagen; vor allem in Asien ist die chronische Hepatitis-B-Infektion auch die Hauptursache für Leberkrebs. Neugeborene sind besonders bedroht, da hier die Infektion sehr häufig chronisch wird (90 Prozent) oder es öfter als bei Erwachsenen zu plötzlichem Leberversagen kommen kann.

Häufigkeit: In Deutschland werden jährlich rund 4500 Fälle von Hepatitis B gemeldet; man schätzt die Zahl der tatsächlichen Neuinfektionen aber viel höher ein (50000). Hierzulande werden 200 Todesfälle durch Hepatitis B jährlich gemeldet (geschätzt etwa 1000). Die Mehrzahl der Neuinfizierten sind Jugendliche und junge Erwachsene. Neuere Erhebungen zeigen, dass in manchen Regionen ein Großteil der chronisch mit Hepatitis B infizierten Personen Migranten sind.

Was die Rücknahme des Kombinationsimpfstoffs Hexavac® lehrt

Die Hepatitis-B-Impfung schützt zuverlässig gegen die Erkrankung und wurde daher weltweit als ein Meilenstein der Impfforschung begrüßt. Seit 1995 empfiehlt die STIKO diese Impfung als Standardimpfung bereits für Säuglinge. Es gibt Einzelimpfstoffe gegen Hepatitis B, aber um den Kindern weitere Injektionen zu ersparen wurden vor allem zwei Kombinationsimpfstoffe verwendet, die sechs Impfungen für die Säuglingszeit in sich vereinigten, einer davon war Hexavac® (der andere Infanrix Hexa®).

2004 – also rund zehn Jahre nach der Zulassung – empfahl die europäische Zulassungsbehörde EMEA das Ruhen der Zulassung für Hexavac® – deshalb wurde er vom Markt genommen. Es gab Spekulationen über ungeklärte Todesfälle im Zusammenhang mit der Impfung (siehe S. 35), die jedoch einer wissenschaftlichen Überprüfung nicht standhielten. Davon sollte man sich nicht ablenken lassen, wenn es um das Hauptproblem geht: Es stellte sich nämlich heraus, dass die Wirkung der in dieser Kombination enthaltenen Hepatitiskomponente keinen Langzeitschutz gewährte. Das war das erste Mal, dass eine Kombination mehrerer Impfstoffe in ihrer Wirkung so unzureichend war, dass man sich genötigt sah, das Präparat vom Markt zu nehmen. Was zeigt, dass Kombinieren um jeden Preis nicht sinnvoll ist.

Eine Ansteckung im Kindergarten ist sehr unwahrscheinlich

Der Hepatitis-B-Erreger muss aus Körperflüssigkeiten – zum Beispiel Blut oder Speichel – eines Infizierten ins Blut eines anderen Menschen gelangen, sonst gibt es keine Übertragung. Geschlechtsverkehr und Drogeninjektionen über verseuchte Nadeln sind typische Ansteckungswege. Tätowierbestecke und Akupunkturnadeln können das Virus ebenso übertragen. Daneben gibt es besondere berufliche Risiken, etwa für diejenigen, die in Krankenhäusern arbeiten. Aber Säuglinge und Kleinkinder? – Worin besteht deren Risiko? Warum wird die Impfung schon für die Kleinsten propagiert? Weil zum einen die Gefahr, dass sich ein schweres, chronisches Leberleiden entwickelt, umso größer ist, je jünger der Infizierte ist. Zum anderen ist rein theoretisch denkbar, dass sich Kinder – im Kindergarten etwa – beim Spielen, wenn es

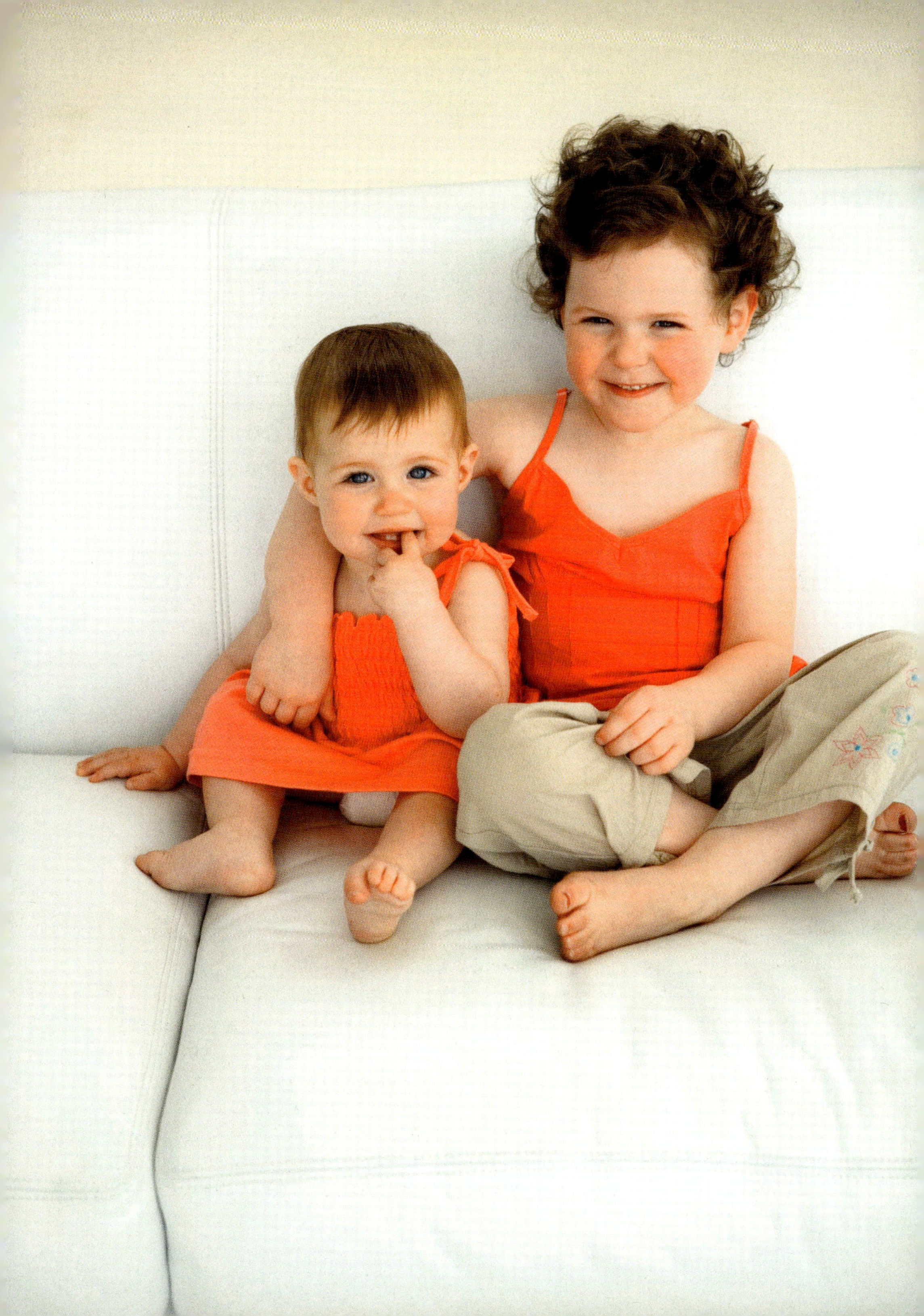

Schrammen gibt oder sie sich beißen etc. bei einem infizierten anderen Kind anstecken könnten.

Bisher konnte in Deutschland kein einziger »Kindergartenansteckungsfall« tatsächlich dokumentiert werden. Das heißt zwar nicht, dass es definitiv noch nie eine Ansteckung im Kindergarten gegeben hat (die Infektion könnte ja unbemerkt geblieben sein), aber es ist zumindest nicht bekannt geworden. Ein weiterer Grund, warum die Hepatitis-B-Impfung im Impfplan für Säuglinge steht, ist, dass die Kleinen noch relativ zuverlässig geimpft werden – damit wäre zumindest eine Grundimmunisierung sichergestellt.

67 Selbst wenn ein Elternteil infiziert ist, ist die Ansteckungsgefahr gering

Da die Ansteckung nur über direkten Austausch von Körperflüssigkeiten möglich ist, reichen, selbst wenn ein Familienmitglied infiziert ist, die normalen Hygieneregeln aus, um eine Übertragung auf die anderen Mitglieder zu vermeiden. Im Ratgeber für Infektionskrankheiten des Robert-Koch-Instituts heißt es dazu: »Das Übertragungsrisiko innerhalb der Familie oder im Freundeskreis kann bei Einhaltung allgemein üblicher häuslicher Hygiene selbst dann als gering eingeschätzt werden, wenn eine hohe Virämie (d.h. eine hohe Konzentration der Viren im Blut des Infizierten) vorliegt. Das gemeinsame Benutzen von z.B. Nagelscheren, Zahnbürsten oder Rasierapparaten sollte unterbleiben.« Infizierte sind deshalb auch nicht vom Besuch oder von der Arbeit in Gemeinschaftseinrichtungen ausgeschlossen. Allerdings wird die Impfung der Umgebung dringend angeraten.

68 Wer im Säuglingsalter geimpft wurde, ist nicht dauerhaft geschützt

Eine Untersuchung aus Israel hat gezeigt, dass bereits fünf bis acht Jahre nach der Impfung keine Antikörper gegen das Virus mehr im Blut der Kinder vorhanden sind. Eine kanadische Überprüfung des Impfschutzes ergab, dass dieser vor allem für jene nachließ, die bei der Impfung jünger als vier Jahre waren. Schließlich zeigte eine Studie aus dem Iran, dass nur rund die Hälfte der Kinder, die im ersten Lebensjahr geimpft worden waren, nach etwa zehn

Jahren noch ausreichend geschützt war. Erst danach beginnt jedoch die Phase, in der die Jugendlichen erste Sexualkontakte haben – und sich infizieren könnten. Die Hepatitisimpfung erfolgt mithin zu einem Zeitpunkt, zu dem das Infektionsrisiko noch gering ist. Zudem hat sich zumindest einer der beiden Kombinationsimpfstoffe bereits im Kindesalter als unzuverlässig erwiesen, was die Hepatitisschutzkomponente betrifft. Aber auch der Impfschutz durch andere Impfstoffe sichert – im Säuglingsalter verabreicht – die gefährliche Zeit nicht zuverlässig ab. Die STIKO empfiehlt derzeit dennoch für Jugendliche nur dann eine Hepatitis-B-Impfung, wenn sie bis zum 17. Lebensjahr noch nicht geimpft worden sind. Wenn man empfiehlt, gefährdete junge Personen – etwa Medizinstudenten – nachzuimpfen, dann müsste man konsequenterweise auch für eine Auffrischung des Schutzes aller anderen sorgen. Denn es wird stets darauf hingewiesen, dass die meisten Hepatitisfälle (über 70 Prozent) nicht die eigentlichen Risikogruppen aus dem Gesundheitswesen oder der Drogenszene betreffen, sondern die übrige Bevölkerung. Wer wirklich sicher gehen will, lässt deshalb eine Auffrischungsimpfung vor der Pubertät vornehmen oder den Impfschutz seines Kindes überprüfen. Entsprechende Impfprogramme für Jugendliche gibt es beispielsweise in Kanada, Luxemburg und Portugal.

WAS SIE BEDENKEN SOLLTEN

Erst in der Pubertät impfen oder zumindest auffrischen

- Hepatitis B ist eine bedrohliche Erkrankung, die durch die richtige Impfstrategie verhindert werden kann und muss; der Impfstoff hat sich als gut verträglich erwiesen und wurde auch von früher erhobenen Vorwürfen (siehe Nr. 30) entlastet.
- Ob die Impfung im Säuglingsalter die richtige Strategie ist, um möglichst viele Personen zu schützen, muss bezweifelt werden, denn der Schutz lässt mit der Zeit nach. Es steht zu befürchten, dass ein Teil der jungen Erwachsenen nicht mehr geschützt ist, wenn das Risiko für eine Ansteckung besteht; besonders für jene Kinder, die seinerzeit mit Hexavac® geimpft wurden, ist eine Überprüfung des Impfschutzes vor der Pubertät sinnvoll, eine Nachimpfung womöglich ebenfalls.
- Auch Impfexperten bestätigen, dass eine Erstimpfung im Alter von 13 bis 15 Jahren vor allem in Industrienationen sinnvoll wäre. Aber sie fürchten, dass es in dieser Altersgruppe schwieriger ist, einen dreimaligen Arztbesuch, der für die Grundimmunisierung nötig wäre, zu erzielen.
- Wenn Sie als Eltern sich und Ihren Kindern aber zutrauen, die Grundimmunisierung in der Pubertät zu absolvieren, hat dies viele Vorteile: Der Impfschutz ist sicherer und die fehlende Wirkung, wie sie zumindest schon für einen der Sechsfachimpfstoffe nachgewiesen ist, wird nicht zum Problem; zudem entlastet man den vollen Impfkalender in der Säuglingsperiode; zugleich ist dies ein guter Zeitpunkt, um mit dem Arzt zusammen noch einmal auf viele andere sexuell übertragbare Infektionskrankheiten hinzuweisen, gegen die es keine Impfungen gibt (z. B. HIV).
- Erwachsenen bestimmter Risikogruppen (Medizinstudenten, Ärzten, anderen Mitarbeitern in Gesundheitsberufen, Mitarbeitern in Gemeinschaftseinrichtungen, Nierenkranken vor Aufnahme der Dialyse, Patienten, denen häufig Blut übertragen werden muss, Patienten in psychiatrischen Einrichtungen, Kontaktpersonen im Haushalt eines Infizierten ...) wird die Hepatitis-B-Impfung ebenfalls empfohlen. Das reicht, wenn man die Bedrohung dieser Erkrankung ernst nimmt, aber eigentlich nicht; die Impfempfehlung ist auf die ersten 18 Lebensjahre und auf Risikogruppen unter Erwachsenen beschränkt, weil die Krankenkassen eine weitere Impfindikation nicht empfehlen wollten; wer aber als Jugendlicher nicht erstmals geimpft wurde, sollte als Erwachsener, selbst wenn er nicht einer Risikogruppe angehört, ebenfalls über eine Grundimmunisierung nachdenken; Einzelimpfstoffe stehen sowohl für Kinder wie auch für Erwachsene zur Verfügung.

Masern-Mumps-Röteln (MMR)

Manche von Ihnen haben möglicherweise noch selbst Masern gehabt. Erinnern Sie sich – im dunklen Zimmer, abgeschirmt und umsorgt, eine Zeit lang unerträglich schlapp? Das ist leider die idyllische Variante der Kinderkrankheit, es gibt weit leidvollere Geschichten über Masern. Mumps (Ziegenpeter) zählt ebenfalls zu den klassischen Kinderkrankheiten, kennzeichnend sind hier die dicken Backen. Röteln sind in diesem Trio die gänzlich harmlose Variante für den Betroffenen, nicht jedoch für die Nachkommen.

STECKBRIEF

Masern

Erreger: Das Masernvirus zählt wie das Mumpsvirus zu einer Gruppe von Viren (Paramyxoviren), die weltweit verbreitet und hochinfektiös sind.

Infektion: Als Tröpfcheninfektion, nahezu jeder, der keinen Masernimmunschutz hat, steckt sich an, ebenso erkrankt auch fast jeder.

Krankheitsbild: Schnupfen, Husten und Heiserkeit mit oft hohem Fieber, Bindehautentzündung; Flecken in der Wangenschleimhaut, evtl. auch Kehlkopfentzündung und Bronchitis; nach Fieberabfall kehrt es in wenigen Tagen wieder, zusammen mit dem charakteristischen Masernausschlag auf der Haut, vom Kopf über den ganzen Körper hinweg.

Komplikationen: bakterielle Besiedelung (Mittelohrentzündung, Lungenentzündung), Thrombozytopenie (siehe Nr. 21), Fieberkrämpfe (bei 8 Prozent der Betroffenen), Veränderungen der Hirnströme (im EEG feststellbar auch bei 50 Prozent der komplikationslos verlaufenden Masern), Gehirnentzündung (je älter das Kind, desto häufiger), mit einer Sterblichkeit von 15 Prozent; subakute, sklerosierende Panenzephalitis oder SSPE (5–10 unter 1 Million Masernkranken), eine stets tödliche Hirnkrankheit.

Häufigkeit: In Deutschland sind die Masern auch heute noch verbreitet; die Fälle der gemeldeten Erkrankungen schwanken deutlich (122 Fälle 2004 – 778 Fälle 2005; aber um die Jahrtausendwende waren es jährlich mehrere Tausend); eine größere Epidemie gab es 2006 in Nordrhein-Westfalen, die meisten der in dem Jahr gemeldeten 2307 Fälle traten dort auf, zwei Kinder starben damals an Masern; weltweit werden jährlich 40 Millionen Masernkranke gezählt.

Mumps

Erreger: ebenfalls ein Paramyxovirus wie das Masernvirus, aber nicht ganz so ansteckend; nicht jede Kontaktperson infiziert sich, nur ein Fünftel wird krank.

Infektion: Tröpfcheninfektion, danach vermehrt sich das Virus im Nasenrachenraum und in Lymphknoten; es befällt vor allem die Speicheldrüsen im Kopf, aber auch die Bauchspeicheldrüse, den Hoden, die Eierstöcke und die Hirnhäute.

Krankheitsbild: wie eine Erkältung, Abgeschlagenheit und Fieber; etwa 30 bis 40 Prozent der Erkrankten entwickeln eine Entzündung der Ohrspeicheldrüse, daher die oft beidseits geschwollenen Backen; die Abheilung dauert etwa eine Woche.

Komplikationen: Häufig (bei etwa 50 Prozent) kommt es zu begleitender, harmloser Meningitis, die bei 15 Prozent Beschwerden macht (z.B. Kopfschmerzen); äußerst selten sind Hirnentzündungen oder Hörstörungen; die Bauchspeicheldrüse entzündet sich bei 5 Prozent, ebenso die Eierstöcke, jedoch erst bei jungen Frauen, und eine Brustdrüsenentzündung entwickelt sich bei einem Drittel der erwachsenen Frauen; junge Männer müssen in 20 bis 50 Prozent mit einer Hodenentzündung rechnen, die aber nur sehr selten zur Sterilität führt, im Kindesalter sind die Geschlechtsdrüsen aber fast nie betroffen.

Häufigkeit: Es gibt nur eine eingeschränkte Meldepflicht – in den neuen Bundesländern – für Mumpserkrankungen; 2003 gab es dort rund 100 Fälle; daraus errechnet man für Deutschland ein Vorkommen von 0,8 Mumpsfällen pro 100 000 Einwohnern pro Jahr; Kinder sind häufiger betroffen, für sie gilt eine Häufigkeit von jährlich etwa 6 Erkrankungen bei den Ein- bis Vierjährigen.

Röteln

Erreger: Das Rötelnvirus wird ebenfalls von Mensch zu Mensch übertragen, obwohl es zu den sogenannten Togaviren gehört, die ansonsten über Moskitos oder Zecken übertragen werden. Rötelnviren sind weltweit verbreitet und nicht besonders infektiös.

Infektion: Tröpfcheninfektion der Nasenrachensekrete.

Krankheitsbild: Zum Teil verläuft die harmlose Erkrankung völlig unbemerkt oder wie ein Schnupfen, charakteristisch ist der schmetterlingsförmige Ausschlag im Gesicht, der sich über den Körper hin ausbreitet, er fehlt aber auch nicht selten.

Komplikationen: Gelenkschmerzen, feine Blutungen in der Haut (Purpura) bei einem von 3000 Erkrankten, äußerst selten begleitende Gehirnhautentzündungen. Rötelnembryopathie: Zu dieser schweren Organschädigung beim Embryo kommt es, wenn sich eine Schwangere, die nicht gegen Röteln geimpft ist, infiziert; schwerste geistige und körperliche Behinderungen des Kindes sind die Folge.

Häufigkeit: Wie oft Rötelninfektionen ablaufen, weiß man nicht; die Zahl der Rötelnembryopathien wird in Deutschland auf etwa 50 bis 100 pro Jahr geschätzt.

Die Ausrottung der Masern will und will nicht gelingen

Die Weltgesundheitsorganisation hatte sich das Ziel gesteckt, die Masern bis zum Jahr 2000 auszurotten. Das ist nicht gelungen; die neue Deadline bis 2007 konnte ebenfalls nicht eingehalten werden. Und es steht zu befürchten, dass auch im Jahr 2010 das erklärte Ziel, die Masern auszurotten, nicht erreicht sein wird.

Gegen Masern impft man hierzulande in aller Regel zusammen mit einem Impfstoff gegen die ebenfalls von Viren hervorgerufenen Erkrankungen Mumps und Röteln (MMR-Impfung) oder als Vierfachimpfung, die gleichzeitig noch gegen das Windpockenvirus gerichtet ist (Varizellen). Hierfür werden lebende, aber weitgehend unschädlich gemachte Viren verwendet. Über Masernepidemien in Europa wird regelmäßig berichtet, mitunter sind mehrere Tausend Kinder betroffen. Dann kochen die Emotionen hoch.

An Masern scheiden sich die (ideologischen Impf-)Geister

Impfbefürworter sehen in den Epidemien einen Beweis für die Rückständigkeit und Rücksichtslosigkeit der Impfgegner, die ihre Kinder unnötig gefährden. Sie verweisen auf die Todesfälle und die vielen Krankenhausaufnahmen, die drohenden Spätschäden, etwa die einer gefährlichen Hirnerkrankung (subakute, sklerosierende Panenzephalitis, SSPE), die Jahre nach einer Masernerkrankung auftreten kann, immer tödlich endet und – so zeigen neuere Untersuchungen – deren Risiko durch eine Impfung deutlich vermindert wird.

Anlässlich der Epidemie, die Anfang 2008 von Österreich nach Süddeutschland hinüberschwappte, kamen wieder Forderungen nach Impfzwang hoch. Der Vorsitzende des Berufsverbands der Deutschen Kinder- und Jugendärzte, Dr. Wolfram Hartmann, rief dazu auf, mehr Druck auf die Eltern auszuüben. Wie in den USA, wo etwa die nicht ausreichend geimpften Kinder keinen Kindergarten besuchen dürfen, sollte auch hier die Impfung zur Pflicht für diejenigen werden, die öffentliche Gemeinschaftseinrichtungen nutzen wollen.

Impfkritiker nutzen die Epidemien, um auf die vielen gutartig verlaufenden Maserninfektionen aufmerksam zu machen. Sie rügen das Hochspielen von oder das Drohen mit denkbaren Todesfällen. Sie verweisen auch darauf, dass oft viele Geimpfte an Masern erkranken; ob dies daran liegt, dass der Impfschutz nicht vollständig ist oder die Impfung so, wie sie derzeit empfohlen ist, nicht genügend wirkt, oder es an der Boosterung fehlt, weil nicht mehr genügend Viren kursieren, ist unklar.

71 Zu Unrecht beschuldigt: kein Autismus nach MMR-Impfung

Der britische Arzt Andrew Wakefield hatte 1998 die MMR-Impfung als Verursacher von Autismus verunglimpft. Zehntausende britischer Eltern verweigerten in den kommenden Jahren diese Impfung; die Impfrate sank um 13 Prozent; 2006 starb in England nach langer Zeit erstmals wieder ein Kind an Masern. Der Zusammenhang zwischen Masernimpfung und Autismus war von Anfang an wissenschaftlich höchst zweifelhaft, bereits 2004 zog die renommierte Fachzeitschrift »The Lancet« Teile der Veröffentlichung wieder zurück. Inzwischen brachte sich der Urheber des Verdachts auch ins moralische Abseits: Wakefield hatte 55 000 englische Pfund dafür erhalten, dass er eine Anwaltskanzlei, die einer Gruppe von Eltern autistischer Kinder zu Schadensersatzforderungen verhelfen sollte, mit wirkungsvollen Argumenten versorgte. Angeklagt von der britischen Ärztekammer erhielt Wakefield Arbeit in einem texanischen Unternehmen, in dem auch andere Begünstigte der Anwaltskanzlei unterkamen.

72 Masern schlagen nicht nur auf die Haut

Der dunkelrote, grobfleckige Ausschlag auf der Haut der hoch fiebernden Maserkinder ist zwar charakteristisch, sollte aber nicht darüber hinwegtäuschen, dass die äußerst ansteckenden Viren nicht selten andere Organe befallen – und sich als Mittelohrentzündung, Lungenentzündung oder auch Hirnentzündung (Enzephalitis) bemerkbar machen. Die Masernenzephalitis tritt bei einem von 1000 Fällen auf – etwa jedes dritte Kind behält dann bleibende Schäden. Augenspezialisten wissen von früher, dass einem plötzlichen Schielen oft eine Maserninfektion vorausging. Offenbar sind die winzigen Augenmuskeln, die die Stellung des Augapfels dirigieren, besonders anfällig für diese Viren. Seit gegen Masern geimpft wird, ging die Zahl der Schieloperationen deutlich zurück.

In der Dritten Welt senkt die Impfung die Sterblichkeitsrate

Selbst wenn die Masern ausgerottet wären, sollte man weiter in Entwicklungsländern gegen sie impfen. In dieser Expertenforderung gipfelt die These, dass eine Masernimpfung nicht nur gegen Masern schützt, sondern das Immunsystem so günstig stimuliert, dass zumindest in der Dritten Welt die Kinder massiv profitieren. Sie haben deutlich weniger Durchfälle und Wassereinlagerungen (Ödeme). Während die Masern in manchen Regionen für etwa 10 Prozent aller Todesfälle verantwortlich sind, verringert die Masernimpfung die Todesrate jedoch nicht nur um diese Zahl – sondern um rund ein Drittel bis die Hälfte. Geimpfte Kinder sterben deutlich seltener als ungeimpfte – selbst wenn beide Gruppen keine Masern bekommen. Der Impfschutz entfaltet also einen Mehrwert, dessen immunologische Mechanismen jedoch noch nicht aufgeklärt sind. Mit sozialen Gründen – um geimpfte Kinder kümmert man sich in Entwicklungsländern eher mehr als um ungeimpfte – lässt sich das Phänomen jedenfalls nicht hinreichend erklären.

Mumps führt nur bei jungen Männern häufig zu Hodenentzündung

Mumps oder Ziegenpeter verlief vor der Impfära bei einem Drittel der Kinder ohne merkbare Beschwerden. Der Rest hatte in der Regel geschwollene Backen, weil das Virus alle Arten von Drüsen befallen kann – am ehesten aber die Ohrspeicheldrüse. Bei etwa einem von 1000 Infizierten kann es zur Gehirnhautentzündung kommen, die indes hauptsächlich bei Erwachsenen dauerhafte Schäden hinterlassen kann. Tritt die Erkrankung allerdings später bei jungen Männern auf, führt das häufig – bei bis zu einem Drittel der Infizierten – zu einer Hodenentzündung. Bei einem Viertel bis zur Hälfte der Betroffenen verändert diese Hodenentzündung Zahl und Form der

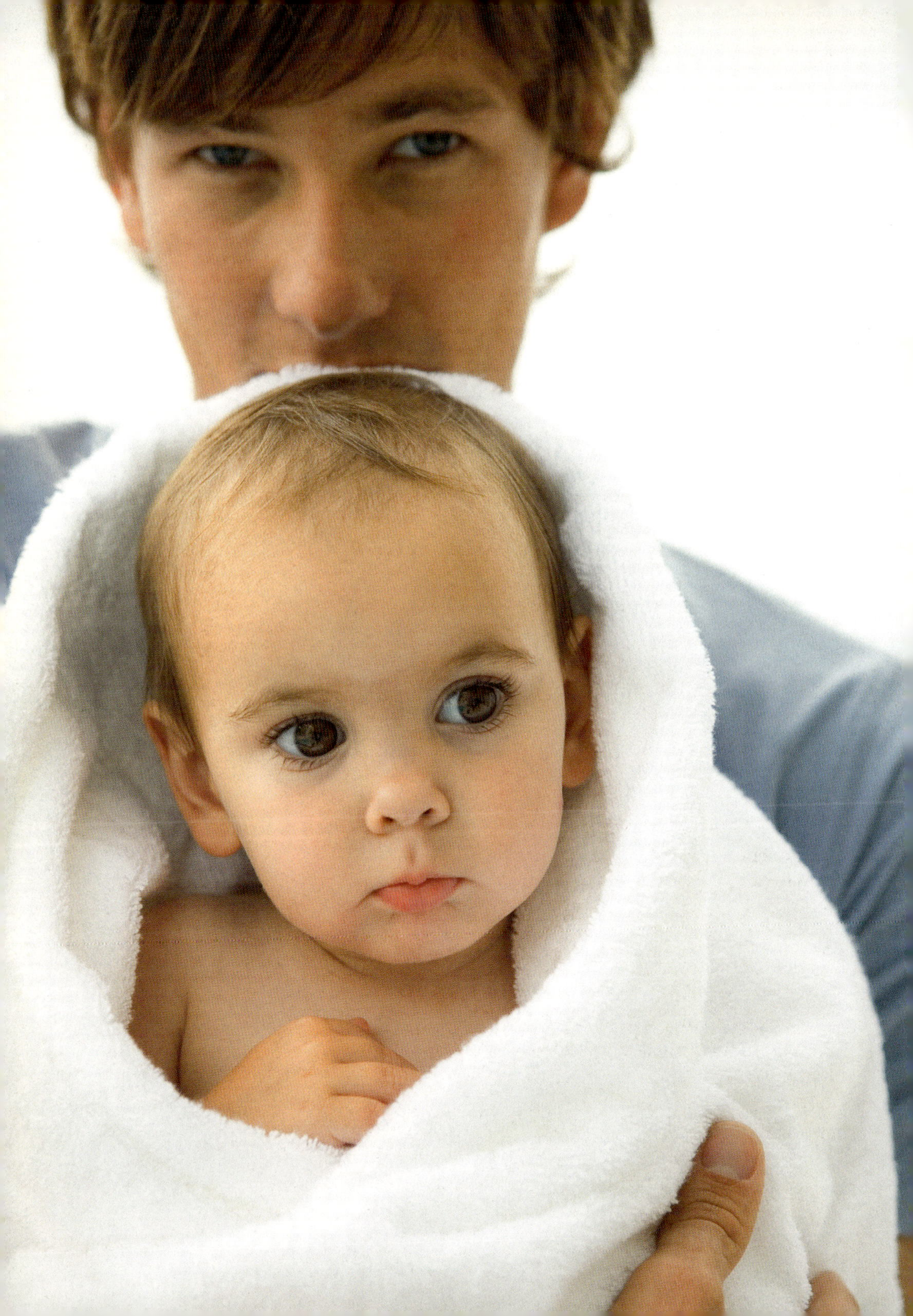

Samenzellen oder führt zu einem verkleinerten Hoden. Auch wenn das nicht mit Unfruchtbarkeit gleichzusetzen ist, so ist doch die männliche Fertilität inzwischen von einer Vielzahl von Noxen – Umweltgifte, Hormone im Grundwasser – gleichzeitig bedroht. Wenn Männer sich zudem immer später entschließen, eine Familie zu gründen, kann das im Einzelfall zur Anhäufung von Schäden führen, die dann schließlich doch unfruchtbar machen.

75 Mumpsepidemien in England und USA erzwingen Schülerimpfungen

Anbieter von Schüleraustauschprogrammen fordern inzwischen häufig eine Nachimpfung für Mumps für Schüler nach dem zwölften Lebensjahr. Warum? In Großbritannien und den USA kam es ab 2004 zu regelrechten Mumpsepidemien von je 56 000 und 5800 Infizierten, vor allem unter jungen Männern im Alter zwischen 18 und 22 Jahren. Obwohl es in England vor allem Ungeimpfte betraf – sie hatten, weil das Mumpsvirus nach der Impfära nicht mehr kursierte, die Zeit der eher unproblematischen Kindheitsinfektion verpasst – waren einer Analyse aus Iowa in den USA zufolge zur Hälfte junge Leute betroffen, die sogar zweimal geimpft worden waren.

Hier zeigt sich eines der Dilemmata von Impfungen: Wenn der Impfschutz nicht perfekt funktioniert, wenn die natürliche Auffrischung (Boosterung) durch das Wildtypvirus fehlt, weil es wegen der Impfungen dezimiert wurde, kann es geschehen, dass es gerade dann in einem höheren Alter zu Infektionen kommt, die im Hinblick auf Komplikationen einer sonst eher gutartigen Kinderkrankheit plötzlich erhebliche Folgeschäden haben können. Ob das frühere Impfschema, das die Masern-Mumps-Röteln-Impfung erst in der Schulzeit auffrischte, einen längeren Schutz gewährleistet als das neue, das mit diesen Impfungen am Ende des zweiten Lebensjahres abschließt, ist offen.

Da es keinen Einzelimpfstoff für die Mumpsimpfung mehr gibt, bedeutet dies quasi Impfzwang: Um sicher zu sein, dass das Kind als Schüler ausreichend geimpft ist, muss man die Mehrfachimpfung mit Masern-Mumps-Röteln in Kauf nehmen. Eine individuelle Entscheidung – etwa die Masernimpfung vornehmen zu lassen, Mumps und Röteln aber erst zur Pubertät nachzuholen, wenn das Kind sie nicht durchgemacht hat – wird so praktisch unmöglich gemacht.

76 Der Anteil von Frauen ohne Rötelnschutz ist nach wie vor hoch

Eltern von Mädchen sollten eigentlich längst davon gehört haben, dass es so etwas gibt wie eine Rötelnembryopathie. Damit sind schwere Fehlbildungen gemeint, die dem Ungeborenen drohen, wenn sich eine ungeschützte Schwangere mit Röteln infiziert. Aber etwa fünf bis zehn Prozent aller jungen Frauen im gebärfähigen Alter haben keinen Schutz gegen das Rötelnvirus. Daher wird die Impfung gegen Röteln auch bei Jungen dringend empfohlen, denn sie stellt eine klassisch altruistische Impfung dar. Das heißt: Sie nützt dem Geimpften selbst nichts, ist doch die Rötelnerkrankung ganz harmlos. Wenn keine Rötelnviren mehr kursieren, so die Überlegung dahinter, kann keine Schwangere mehr erkranken und ihr Ungeborenes gefährden. Manche Experten sehen jedoch in der nach wie vor hohen Zahl an ungeschützten Schwangeren ein Indiz, dass die frühe Impfung letztlich nicht viel nützt.

Daher sollte man über eine konsequente Impfung der Mädchen vor der Pubertät nachdenken, lautet ihre Forderung. Rötelnembryopathien kann es – selten – auch nach einer Impfung geben. Ob dies durch eine solch späte Impfung verhindert würde, ist unklar.

WAS SIE BEDENKEN SOLLTEN

Was spricht für eine Masernimpfung?

- Offenbar kommt es bei echten Masern doch so häufig zu unerkannt verlaufenden Mitreaktionen von Gehirn und Nerven, dass man nie sicher ist, welche leichten Schäden zurückbleiben; das Risiko schwerwiegender Folgen einer Maserninfektion wie die SSPE wird durch die Impfung deutlich verringert.
- Der schwerwiegende Vorwurf, die Impfung könne Autismus begünstigen, stellte sich als wissenschaftlicher Betrug heraus.
- Die Masern-Mumps-Röteln-Impfung erhöht zwar das Risiko für (harmlose) Fieberkrämpfe; Fieberkrämpfe nach Masern selbst sind jedoch ebenfalls häufiger als bei nicht infizierten Kindern.
- Vermutlich wirkt sich die Masernimpfung vorteilhaft auf das Immunsystem aus.
- Eine Masernerkrankung ist langwierig, die Phase, in der das Kind zu Hause gepflegt werden muss, kann vier Wochen dauern.

Was spricht gegen eine Masernimpfung?

Die allgemeine Impfung verschiebt in der Bevölkerung das Erkrankungsalter von der Kindheit ins Erwachsenenalter, weil weniger Erreger vorhanden sind, um die nicht Geimpften zu infizieren; dann sind mehr und schlimmere Komplikationen zu erwarten; das beeinträchtigt indes nicht das Kind, das geimpft wurde, sondern die Population als solche.

Ein gesundes Kind kann Masern ohne Weiteres überstehen; lebensbedrohlich sind sie aber für immungeschwächte Kinder; es lässt sich jedoch nicht sagen, welche Kinder eher von Komplikationen betroffen sind.

- Fieberkrämpfe treten dreimal häufiger nach der MMR-Impfung auf als bei nicht geimpften Kindern.
- Bei Masernepidemien stellt sich heraus, dass mitunter auch viele geimpfte Kinder erkranken; woran das liegt, ist unklar; ob eine spätere Impfung (wie früher im Schulalter) länger hält oder wirksamer ist, ist ebenfalls nicht bekannt.

Mumps – nur für ältere Jungs ein Problem

- Vor der Pubertät verläuft Mumps fast immer harmlos, eine Mumpsimpfung daher nicht notwendig, danach umso mehr; theoretisch ließe sich also rechtfertigen, bis dahin mit der Impfung zu warten, ob eine natürliche Immunität erworben wurde.
- Dieses Vorgehen scheitert allerdings oft an praktischen Erwägungen: Häufig wird ab dem Schulalter das Impfen so sehr vernachlässigt, dass die allerwenigsten Eltern daran denken, wegen Mumps noch einmal zum Kinderarzt zu gehen. Da es aber nur noch wenige Wildtyperreger gibt, ist die Gefahr groß, dass ein Kind bis zur Pubertät keinen Mumps durchmacht und dann tatsächlich bei einer späteren Infektion nicht selten Komplikationen drohen.
- In der Liste der in Deutschland zugelassenen Impfstoffe gibt es keinen Mumpseinzelimpfstoff; daher scheitert eine Einzelimpfung zur Pubertät auch daran.
- Schüleraustauschprogramme in die USA und England schreiben einen ausreichenden Mumpsschutz vor.

Rötelnimpfungen benötigen nur junge Frauen

- Kein Kind braucht zu seinem eigenen Schutz eine Rötelnimpfung; nur junge Frauen im gebärfähigen Altern müssen gegen Röteln geimpft sein, um im Falle einer Infektion schwere Schäden vom Ungeborenen abzuwenden; Jungen benötigen daher grundsätzlich keine Rötelnimpfung; man empfiehlt sie nur, um über die Jungen auch die Mädchen zu schützen.
- Praktisch ist es jedoch schwierig, nicht gegen Röteln zu impfen, denn es gibt nur die Kombinationsimpfung gegen Masern-Mumps-Röteln, keine Doppelimpfung nur gegen Masern-Mumps (wenn man die anwenden wollte); in Deutschland ist außerdem kein Einzelimpfstoff gegen Mumps zugelassen; so bliebe nur die Möglichkeit, gegen Masern allein zu impfen.

Windpocken

Möglicherweise haben Sie zum Thema Windpockenimpfung schon heftige Diskussionen unter Eltern miterlebt. Auch die Ärzteschaft debattierte speziell diese Impfung sehr kontrovers. Längst nicht alle Mediziner halten die Entscheidung der STIKO für richtig, eine allgemeine Windpockenempfehlung auszusprechen. Jetzt stehen wir am Beginn der Windpockeimpfära in Deutschland und das wird radikale Veränderungen mit sich bringen.

STECKBRIEF

Windpocken

Erreger: Windpockenviren (Varizellenviren) zählen zu den Herpesviren und sind hochansteckend, fast jeder erkrankt nach Kontakt.

Infektion: Die Viren verbreiten sich mit dem Wind oder durch direkten Kontakt mit dem Inhalt der Hautbläschen.

Krankheitsbild: Fieber, Schnupfen, Kopfweh; dann bilden sich flüssigkeitsgefüllte Bläschen am ganzen Körper, sie trocknen ein und heilen in etwa fünf Tagen ab.

Komplikationen: Treten bei 5,7 Prozent auf, aber das sind meist Hautinfektionen, die entstehen, wenn die Kinder sich an den juckenden Bläschen kratzen; es bleiben nur in wenigen Fällen Narben zurück; noch seltener sind Bronchitiden und Lungenentzündungen oder vorübergehende Entzündungen des Kleinhirns; bei Kindern unter 15 Jahren rechnet man pro Jahr mit etwa vier Todesfällen.

Häufigkeit: Pro Jahr traten in Deutschland vor der Einführung der Impfung rund 750 000 Erkrankungen auf, davon fast die Hälfte bei Kindern unter fünf Jahren; wie viele es seit Einführung der Impfung sind, ist derzeit nicht exakt bezifferbar.

Ökonomische Aspekte stehen im Vordergrund

Kinder mit Windpocken können durchaus länger als eine Woche so krank sein, dass sie weder Schule noch Kindergarten besuchen können. Deshalb standen bei der Diskussion um die Impfung gegen diese relativ harmlose Kinderkrankheit von Anfang an ökonomische Aspekte im Vordergrund: Berufstätige Eltern müssen nicht vom Arbeitsplatz weg, um ihre kranken

Kinder zu versorgen. Das ist eine nicht zu vernachlässigende Ersparnis, da man hierzulande damit rechnet, rund 500 000 Erkrankungen im Jahr vermeiden zu können.

Dennoch verwandelten sich die Windpocken – das Einsparmodell überzeugte womöglich nicht genug – im Rahmen der Begründung für die Impfung zu einer bedrohlichen Erkrankung: »Ich hatte meine Tochter aus voller Überzeugung nicht gegen Windpocken impfen lassen, aber als sie die Krankheit dann durchmachte, hatte ich jeden Tag Angst. Nicht, weil ich sie für ein sonst gesundes Kind wirklich für gefährlich hielt, sondern weil ich daran dachte, wie meine Kollegen reagieren würden, wenn es auch nur die kleinste Komplikation gegeben hätte«, fasst eine Mutter, die als Kinderärztin an einer Universitätsklinik arbeitet, den psychischen Druck zusammen, der inzwischen selbst auf solchen Eltern lastet, die sich gut auskennen. Es gibt, das soll nicht unerwähnt bleiben, auch Todesfälle durch Windpocken. Man könnte pro Jahr etwa fünf Todesfälle vermeiden, gelänge die komplette Durchimpfung der Jahrgänge, die jünger als 16 Jahre alt sind. Zudem rechnet man mit einem Rückgang der Erkrankungen auch bei Nichtgeimpften, weil diese vom Kollektivschutz – der Erregerpool wird verringert – profitieren.

Windpockenimpfschutz – eine windige Geschichte

Schon jetzt weiß man aus den USA – dort wird bereits seit 1993 gegen Windpocken nach offizieller Empfehlung geimpft – dass dennoch zahlreiche der Geimpften erkranken, wenn auch nicht so schwer. Der Impfschutz der Lebendimpfung lässt von Jahr zu Jahr nach, daher verlangen amerikanische Ärzte bereits eine zweite Impfung, die erste reicht offensichtlich nicht aus, um die Infektionen der Geimpften zu verhindern. Nach nur einer Impfdosis müssen rund 15 Prozent der Geimpften damit rechnen, dennoch zumindest eine leichte Windpockenerkrankung durchmachen zu müssen. Die zweite Dosis verringert dieses Risiko allerdings auch nur um drei Viertel – nicht vollständig. Daher befürchten Kritiker dieser Impfung, dass man nur eines erreicht: dass eine nicht unerhebliche Zahl an Betroffenen dennoch eine Windpockeninfektion erleidet, und zwar in einem Alter, in dem die Komplikationen zunehmen. Eltern, deren Kinder früh geimpft wurden, sollten mit ihrem Kinderarzt sprechen, um rechtzeitig nachzuimpfen und dem Risiko vorzubeugen, dass die Kinder als Jugendliche doch noch Windpocken bekommen.

Ältere Menschen und Gürtelrose: eine theoretische Gefahr

Das Varizellenvirus ist auch das Virus, das Gürtelrose hervorrufen kann. Denn es versteckt sich nach der Windpockenerkrankung lebenslang in Nervenknotenpunkten entlang der Wirbelsäule. Es verhält sich ruhig, solange die Abwehr intakt ist. Kränkelt das Immunsystem, werden gürtelförmige Hautareale von diesen blinden Passagieren befallen und führen dort zu äußerst schmerzhaften Hautentzündungen, die man als Gürtelrose oder Herpes Zoster bezeichnet. Alte Menschen, die mit kleinen Kindern zusammenleben, müssen die Gürtelrose seltener fürchten, ebenso bleiben Kinderärzte häufig verschont. Man rechnet dies dem dauernden Kontakt mit dem Wildvirus – dem Boostereffekt – zu. Wenn dieser wegfällt – weil wegen der Impfungen kein Windhauch mehr die Viren verbreitet – könnte die Zahl der Zostererkrankungen zunehmen. Unklar ist auch die Lage der Schwangeren, die geimpft wurden, deren Impfschutz aber womöglich im gebärfähigen Alter nachgelassen hat (siehe S. 119–121). Windpocken sind nämlich für das Ungeborene ähnlich bedrohlich wie Röteln, wenn die Mutter nicht ausreichend Antikörper besitzt. Auffrischungsimpfungen gegen Windpocken werden vermutlich eine unausweichliche Folge der Impfung selbst sein, wenn man einen effektiven Schutz aufrechterhalten will.

WAS SIE BEDENKEN SOLLTEN

Wer braucht eine Windpockenimpfung?

- Kinder, die bis zur Pubertät (bis zum Alter von 12–15 Jahren) noch keine Windpocken durchgemacht haben, da ab diesem Alter die Komplikationen deutlich häufiger vorkommen.
- Kinder, die eine Abwehrschwäche haben oder Behandlungen erhielten, die die Abwehr geschwächt haben (nach Krebstherapien). Vor einer geplanten Organtransplantation sollte ebenfalls geimpft werden.
- Kinder mit schwerer Neurodermitis und die Kontaktpersonen dieser Kinder.
- Frauen mit Kinderwunsch, die keine Windpocken durchgemacht haben.
- Manche Berufsgruppen (im Gesundheitsbereich, in Gemeinschaftseinrichtungen).
- Kinder, die zu Bronchitiden oder anderen Lungenerkrankungen neigen.
- Kinder, deren Eltern am Arbeitsplatz keinesfalls ausfallen möchten.

Was spricht gegen die Impfung?

- Gesunde Kinder benötigen eigentlich keine Impfung, wenn jemand die Pflege zeitlich auf sich nehmen kann; schwerwiegende Komplikationen sind extrem selten, man rechnet bei Kindern mit etwa vier Todesfällen auf 750 000 Erkrankten.
- Die wegfallende Boosterung durch Wildtypviren könnte langfristig die Zahl der Herpes-Zoster-Fälle erhöhen.
- Durch die Impfung im Kindesalter erhöht sich das Risiko für Ungeimpfte, erst als Jugendliche oder junge Erwachsene zu erkranken und damit eine schwerwiegendere Windpockeninfektion durchmachen zu müssen.
- Es ist unklar, ob alle in der frühen Kindheit geimpften Frauen später als Schwangere wirklich gut geschützt sind.

Gebärmutterhalskrebs

Kann ich meine Tochter durch Impfen vor einer Krebserkrankung bewahren? Die Impfung gegen humane Papillomviren hat Furore gemacht. Denn diese Viren sind für den Gebärmutterhalskrebs der Frau verantwortlich. Die Impfung schützt jedoch längst nicht vor allen diesen Viren und ist zudem wegen der enormen Kosten sehr umstritten.

STECKBRIEF

Humane Papillomviren und Gebärmutterhalskrebs

Erreger: Es gibt mehr als 100 humane Papillomviren, darunter etwa 15 krebsauslösende Typen, von denen Typ 16 und 18 als besonders wichtige Krebsviren gelten; sie werden mit rund 70 Prozent aller Gebärmutterhalskrebsfälle in Verbindung gebracht; die Typen 6 und 11 werden für 90 Prozent der Warzen im Genitalbereich verantwortlich gemacht.

Infektion: Rund 70 von 100 Frauen infizieren sich im Laufe ihres Lebens über Sexualkontakte mit humanen Papillomviren (HPV); aber neun von zehn Frauen schaffen es, diese Viren zu eliminieren; bei den restlichen zehn Prozent lösen sie entzündliche Veränderungen, aber nur in etwa einem bis drei Prozent Gebärmutterhalskrebs aus.

Krankheitsbild: Der Gebärmutterhalskrebs entwickelt sich aus Oberflächenzellen des in den oberen Anteil der Scheide hineinragenden Teils der Gebärmutter; er ist der Vorzeigekrebs, wenn es um Vorsorge geht, denn durch einen jährlichen Abstrich beim Frauenarzt lassen sich Frühstufen erkennen; diese kann man rechtzeitig behandeln. Warzen im Genitalbereich sind hartnäckig und ein kosmetisches Problem, aber nicht gefährlich.

Komplikationen: Todesfälle durch Gebärmutterhalskrebs könnten zum allergrößten Teil verhindert werden, wenn erwachsene Frauen regelmäßig zur Vorsorgeuntersuchung gingen.

Häufigkeit: rund 6000 Frauen erkranken jährlich in Deutschland an Gebärmutterhalskrebs; 1700 versterben, zum allergrößten Teil, weil sie keine Krebsvorsorge wahrgenommen haben und die Erkrankung erst zu spät entdeckt wurde.

 Der erste Impfstoff gegen Krebs

In Deutschland sind drei Impfstoffe gegen HPV-Viren zugelassen worden: Alle schützen vor den beiden krebsauslösenden HPV-Typen 16 und 18; zwei der Impfstoffe schützen zusätzlich gegen die Typen 6 und 11, die für die Entstehung von Feigwarzen verantwortlich gemacht werden. Abgesehen von den HPV-Typen, die Warzen im Genitalbereich hervorrufen, gibt es noch 13 weitere krebsauslösende Typen. Stets wird gesagt, Typ 16 und 18 würden rund 70 Prozent aller Fälle von Gebärmutterhalskrebs verursachen. Das gilt möglicherweise für Entwicklungsländer, für Europa und andere entwickelte Staaten gibt es hierfür keine echten Beweise, weshalb Kritiker der Impfung die euphorischen Vorhersagen für überzogen halten.

Eine Untersuchung in den USA fand zum Beispiel, dass dort nur etwa zwei Prozent der gesunden Frauen mit HPV 16 und 18 infiziert sind. Derzeit wird in vielen Ländern untersucht, wie häufig welche krebsauslösenden HPV-Typen denn überhaupt bei jüngeren und älteren Frauen vorkommen. Die Ergebnisse schwanken erheblich: von wenigen Prozent bis zu einem Drittel. Vor allem findet man auch andere Typen mitunter gleich häufig in Krebsgeweben oder in dessen Vorstufen.

Für Deutschland wurde ermittelt, dass vor dem 30. Lebensjahr bei etwa 10 bis 20 Prozent der Frauen HPV-Viren mit hohem krebsauslösendem Potenzial gefunden wurden, aber keineswegs nur 16 und 18. Also ist bisher nicht geklärt, für welchen Anteil der Krebsfälle die Viren 16 und 18 verantwortlich sind. Ungewiss ist auch, ob nicht die übrigen Virentypen das Feld besetzen, das durch die Impfung leer geräumt wird. Erste Hinweise wurden bereits dafür gefunden. Deshalb würde es auch nicht helfen, wenn man junge Männer gegen HPV 16 und 18 impfen würde, wie bereits angedacht wird – denn auch sie übertragen weiterhin alle anderen Typen.

 Kein Freibrief: Kondom und Krebsvorsorge weiterhin nötig

Zudem gibt es Befürchtungen, die jungen Frauen könnten sich zu sehr in Sicherheit wiegen sowohl, was den Schutz vor anderen sexuell übertragbaren Erkrankungen als auch was die Krebsvorsorge angeht. Der Gebärmutterhaltkrebs gilt als Paradebeispiel für einen Krebs, der durch regelmäßige

Vorsorgeuntersuchungen beim Frauenarzt vermeidbar ist, weil er nur langsam wächst und aus diesem Grund frühzeitig erkannt und entfernt werden kann. Von den 6000 Frauen, die in Deutschland jährlich an diesem Krebs erkranken, sterben 1700, allerdings in aller Regel, weil der Tumor wegen mangelhafter Vorsorge bereits zu groß geworden ist.

Vorsorgeuntersuchungen werden aus diesem Grund durch die Krebsimpfung nicht überflüssig. Deshalb ist es unverständlich, warum Heinz-Josef Schmitt, der frühere Vorsitzende der STIKO, den Frauenärzten unterstellt, sie hätten eine Gegenoffensive gegen die HPV-Impfung gestartet, weil sie um die Zahl ihrer Patientinnen bei der Vorsorge fürchteten.

82 Delikat verstrickt – Vorwürfe um eine Verleihung

Umgekehrt wirft man der STIKO vor, eine Impfung kurz nach Zulassung des Impfstoffs durchgewunken zu haben, deren Nutzen – und mögliches Gefahrenpotenzial – noch nicht ausreichend geprüft worden seien. Als besonders heikel empfinden es die Kritiker dieser Entscheidung, dass Schmitt als Vorsitzender der STIKO vier Monate vor der Markteinführung des Impfstoffs einen Preis der Deutschen Akademie für Kinder- und Jugendmedizin angenommen hat. Die 10 000 Euro Preisgeld waren vom Hersteller (Sanofi-Pasteur MSD) des seinerzeit einzigen HPV-Impfstoffs auf dem Markt gestiftet worden.

Inzwischen haben einige ungeklärte Todesfälle junger Frauen in unmittelbarem zeitlichem Zusammenhang mit der Impfung die Öffentlichkeit aufhorchen lassen. Es gibt weder Belege noch Gegenbeweise dafür, dass die Impfung die Todesfälle verursacht hat, so die Einschätzung des Paul-Ehrlich-Instituts in Langen. Letztlich ist nicht klar, wie lange der Schutz anhält und wie viele Frauen durch die Impfung später tatsächlich vor Krebs bewahrt werden können. Es gibt erste Meldungen von geimpften Frauen, die sich dennoch infizierten, sowie Berichte, dass bereits nach drei Jahren der Schutz zumindest einer der Impfstoffe empfindlich nachlasse. Auffrischen wird wohl auch hier ein Thema werden.

WAS SIE BEDENKEN SOLLTEN

Die HPV-Impfung schützt nicht sicher vor Krebs

- Die derzeit verfügbaren HPV-Impfstoffe schützen vor zwei Krebsvirentypen (16, 18), teilweise noch zusätzlich vor Warzenviren; aber man weiß nicht, wie lange der Krebsschutz anhält, und man weiß nicht, ob andere HPV-Viren, die ebenfalls Krebs auslösen können, sich statt dessen breitmachen; man weiß auch nicht, wie viele Krebsfälle von genau diesen beiden Viren hervorgerufen werden.
- Noch hat man die erste Generation geimpfter junger Frauen nicht so lange beobachten können, dass man verlässliche Angaben machen könnte, wie viele Krebstote wirklich verhindert werden.
- Vorsorge ist eine sehr zuverlässige Form der Krebsverhütung und wird durch die Impfung keineswegs überflüssig.
- Wenn man seine Tochter impfen will, sollte dies zuverlässig vor dem ersten Geschlechtsverkehr geschehen; insofern ist die Empfehlung, früh zu impfen, sinnvoll. Denn wenn erst einmal die Infektion mit HPV-Viren stattgefunden hat, ist die Schutzwirkung der Impfung allenfalls noch marginal.
- Wer seine Tochter schon mit 12 Jahren (wie empfohlen) impfen lässt, sollte den Impferfolg möglicherweise nach ein paar Jahren kontrollieren lassen oder mit dem Arzt über eine Nachimpfung sprechen, sonst riskiert man die erste Impfung (mit noch unbekannten Langzeitfolgen) und verspielt den Schutz dieser Impfung, der möglicherweise nach einigen Jahren nachlässt; allerdings fehlen derzeit noch die Erkenntnisse, mit deren Hilfe man Umfang und Dauer der Schutzwirkung dieser ersten Impfung verlässlich abschätzen kann.

FSME

Jedes Frühjahr beginnt die Aufregung um die Frühsommer-Meningoenzephalitis (FSME) von Neuem. Eltern sind besorgt, denn schon der Name der Krankheit klingt gefährlich, Medienberichte über »Zeckenplagen« tun das Ihrige, um die Besorgnis zu schüren. Und da Kinder nach dem Spielen auf Wiesen und in Wäldern tatsächlich mit Zecken heimkommen können, ist die Frage nach den Gefahren der Zeckenbisse ja auch berechtigt.

STECKBRIEF

FSME

Erreger: Auslöser ist das FSME-Virus, das in Speicheldrüsen von Zecken vorkommt und von ihnen vor allem von März bis November übertragen werden kann; nicht überall kommt das Virus in Zecken vor, nur in sogenannten Endemiegebieten.

Infektion: Über den Speichel der Zecke beim Stich gelangt es in die Wunde und dann in die Blutbahn.

Krankheitsbild: Bei etwa jedem Zehnten, den das Virus über Zecken infiziert, befällt es auch die Hirnhäute und/oder das Gehirn und macht daher auch ähnliche Beschwerden mit Fieber, Kopfschmerzen, Erbrechen und Nackenstarre, meist geht dies komplikationslos vorüber.

Komplikationen: Etwa jeder Hundertste von allen Infizierten muss mit Spätfolgen der Hirninfektion rechnen; diese sind sehr uncharakteristisch, es können Konzentrationsstörungen auftreten oder Kopfschmerzen; auch psychiatrische Erkrankungen (Depressionen) sind beschrieben worden; Todesfälle werden auf ein bis zwei Prozent beziffert.

Häufigkeit: Jährlich erkranken rund 150 bis 300 Personen in Deutschland.

Impfen ist nur in FSME-Regionen sinnvoll

Die Impfung gegen die Frühsommer-Meningoenzephalitis (FSME) wurde früher von der Krankenkasse nur übernommen, wenn man in einer Region in Deutschland lebte, wo es Zecken gab, die das FSME-Virus übertragen. Bevorzugt ist das Süddeutschland; das ändert sich aber jedes Jahr leicht, man sollte die FSME-Regionen immer aktuell abfragen (z. B. über www.zecken.de).

Seit April 2007 hat jedoch jeder unabhängig vom Wohnort Anspruch auf diese Impfung als Kassenleistung. Bald danach schnellten die Impfungen überall in die Höhe, die infizierten Zecken haben sich indes nicht über ganz Deutschland ausgebreitet. Es kam zu Engpässen bei der Impfstoffversorgung, viele erhielten die notwendigen zweiten und dritten Impfungen so verzögert, dass auch die erste Injektion vergeblich war.

Dass eine Impfung bezahlt wird, ist kein Grund, auch zu impfen. Wer in Regionen lebt, in denen Zecken keine Virusträger sind, muss nichts befürchten und benötigt auch keine Impfung.

WAS SIE BEDENKEN SOLLTEN

Rechtzeitig im Jahr impfen

- Wenn alle erst im Frühjahr über FSME nachdenken, ist es eigentlich schon zu spät; impfen sollte man schon im Winter, damit man rechtzeitig zum Frühjahr geschützt ist. Die Impfung beinhaltet einen Totimpfstoff und sollte dreimal verabreicht werden, die ersten beiden Injektionen im Abstand von einem bis drei Monaten – erst zwei Wochen nach der zweiten Injektion besteht ausreichender Schutz – die dritte erfolgt nach neun bis zwölf Monaten.
- Die FSME-Impfung wiegt manche in falscher Sicherheit; sie schützt nämlich nicht vor Borreliose, einer chronischen Erkrankung durch Bakterien, die auch von Zecken übertragen wird, rechtzeitig erkannt aber mit Antibiotika behandelt werden kann.

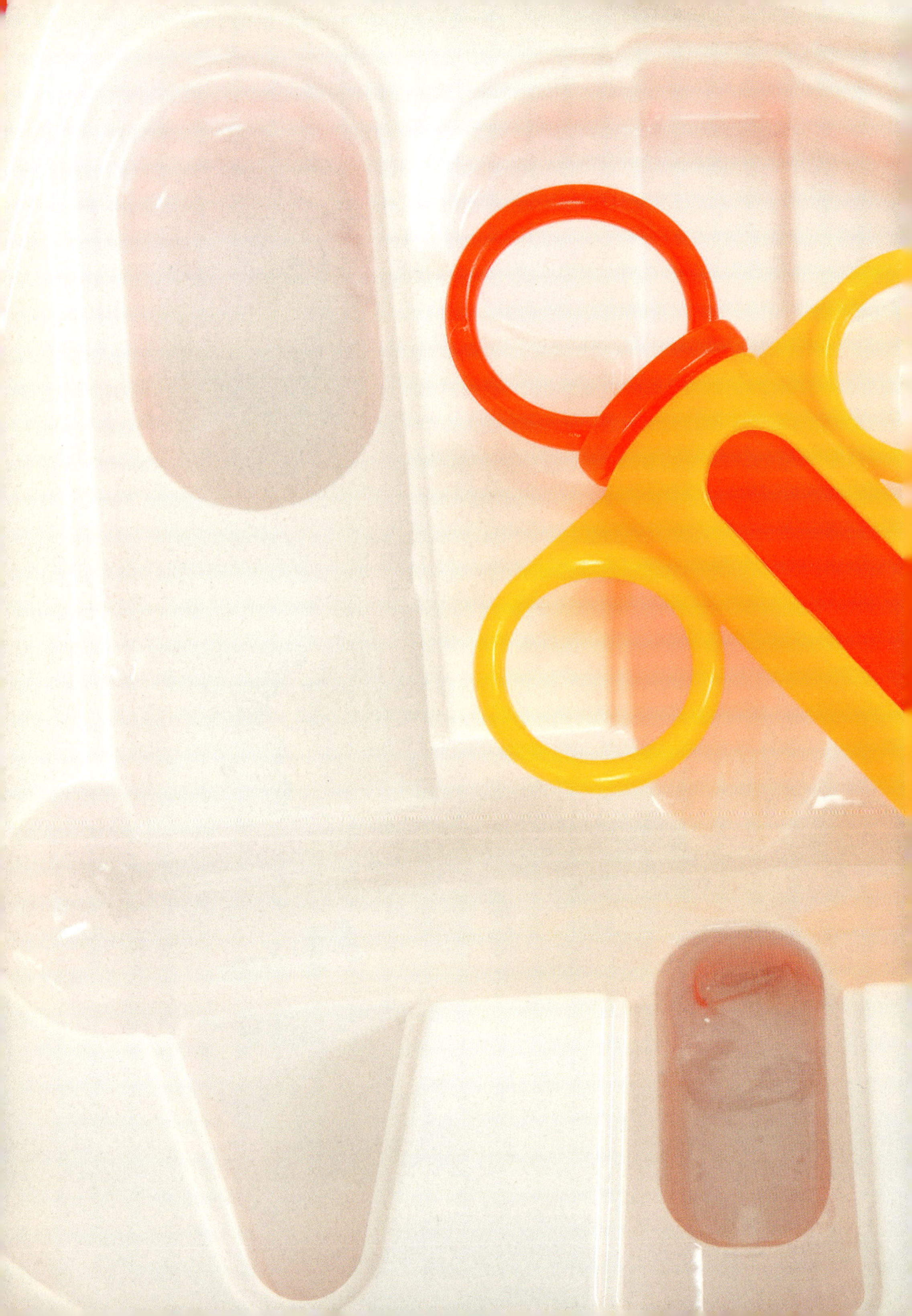

Reiseimpfungen und Neuheiten

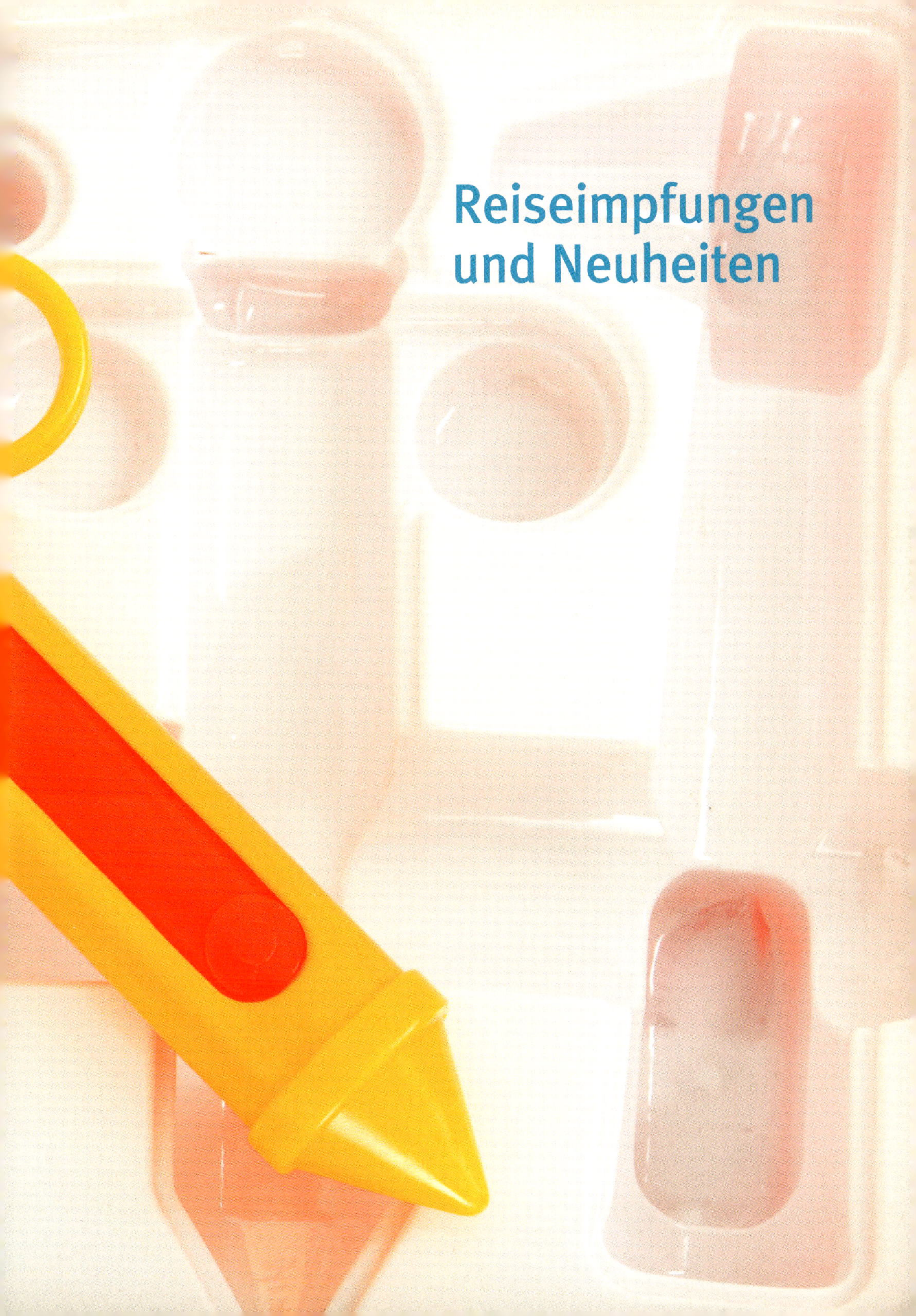

Familienurlaub in der Ferne

Berufliche Mobilität bringt es mit sich, dass die Familie sich mit kleinen Kindern in Länder begibt, in denen manche Impfung notwendig wird, über die man hierzulande nie nachdenken musste. Schüleraustauschprogramme gibt es mit Staaten, die mitunter sogar Impfungen erzwingen, bevor die Kinder einreisen dürfen. Säuglinge fliegen mit ihren Eltern oft schon zu fernen Zielen in den Urlaub – häufig wird in letzter Minute das Ticket gebucht. Jedes Jahr werden von Deutschland aus über 44 Millionen Auslandsreisen unternommen. Jeder Zweite hat während oder nach der Reise Gesundheitsprobleme. Im Jahr 2005 verreisten rund 31 Millionen Deutsche in Länder, für die sowohl Impfungen als auch reisemedizinische Beratungen vorgesehen sind. Deshalb sind Reiseimpfungen längst nicht mehr ein so exotisches Thema wie früher. Man sollte sich daher rechtzeitig damit befassen.

 84 Viele kümmern sich nicht (rechtzeitig) um Impfschutz

Von mehr als 3700 Tropenreisenden, die auf einem europäischen Flughafen befragt wurden, waren weniger als 60 Prozent gegen Hepatitis A geimpft. Noch schlechter sieht es für Tetanus, Diphtherie und Polio aus. Hier verfügten nur knapp 45 Prozent über ausreichenden Impfschutz vor der Reise. Überträgt man dies auf die Kinder – aussagekräftige Erhebungen zu dieser Frage sucht man vergeblich – muss man davon ausgehen, dass auch hier viele die Reise antreten, ohne ausreichend gegenüber vermeidbaren Infektionen geschützt zu sein.

Wenn man kurz vor einer Fernreise feststellt, dass man die erforderlichen Impfungen nicht hat, bleibt nur eine Art kurzfristige Notfallimpfung, zum Beispiel am Flughafen. Für schwangere Frauen kann dabei ein echtes Dilemma entstehen: Einerseits könnte dem Ungeborenen die Impfung, andererseits könnte ihm die Erkrankung schaden, die man sich bei der Reise einfängt, wenn man nicht geimpft ist.

Schweizer Forscher tragen jetzt zur Beruhigung bei: Sie haben zehnjährige Kinder von Schwangeren, die kurzfristig Reiseimpfungen beispielsweise gegen Hepatitis A, Polio, Gelbfieber, Meningitis und Typhus erhalten hatten, mit gleichaltrigen Kindern von Müttern verglichen, die während der Schwangerschaft nicht geimpft worden waren. Es gab keinen Anhalt, dass diese seltenen Impfungen zu vermehrten Gesundheitsschäden führten. Zwar handelt es sich um eine kleine Stichprobe von etwas mehr als 100 Kindern. Immerhin bietet aber der lange Zeitraum zwischen Impfung und Studie eine gewisse Gewähr, dass offenbar keine Spätschäden nach solchen Reiseimpfungen auffallend häufig auftraten.

Auch auf Reisen ist der Schutz gegen Polio, Tetanus und Diphtherie wichtig

Bei Reiseimpfungen denken Sie vielleicht an exotische Erkrankungen, auch für die Kinder. Aber es ist viel einfacher: Vor allem der Polio-, Tetanus- und Diphtherieschutz gehört zum Pflichtprogramm für Reisende – für Kinder wie für Erwachsene. Auch eine Hepatitis-B-Impfung zählt fast zur Basisausstattung, da Hepatitis B in vielen Reiseländern verbreitet ist, und eine Übertragung bei medizinischen Behandlungen je nach Standard der Kliniken nicht auszuschließen ist. Weitere Übertragungswege sind Sexualkontakte, aber auch Tätowierungen und Piercing.

Heute erhalten zudem die meisten Kinder schon früh eine Impfung gegen Meningokokken, an die man nicht zuletzt denken sollte, wenn Schüler länger in Großbritannien und Irland bleiben, also gar nicht so weit weg fahren. Allerdings reicht die hiesige Impfung gegen die Erreger im Meningitisgürtel in Afrika nicht aus.

Vor Hepatitis A kann man erst ab dem 2. Lebensjahr aktiv schützen

Die Hepatitis A ist eine Leberentzündung, die meist unangenehm, aber selten gefährlich und nie chronisch verläuft. Man kann sie sich prinzipiell schon in allen Ländern rund um das Mittelmeer holen, etwa durch verunreinigte Speisen und Getränke, vor allem beim Genuss von Muscheln und Schalentieren. Sie grassiert aber auch in osteuropäischen Regionen. Die Impfung wird für Reisen »südlich der Alpen und östlich der Oder« empfohlen und ist deshalb eine der wichtigsten Reiseimpfungen.

Selbst die vermeintlich sichere Versorgung – Getränke nur aus hoteleigenen Flaschen – ersetzt die Impfung nicht, wenn man die Erkrankung vermeiden und es nicht darauf ankommen lassen will. Denn auch bessere Hotels strecken ihre Säfte mit Wasser etc., wie man aus leidvollen Erfahrungen von All-inclusive-Reisen lernen kann. Die aktive Impfung ist erst ab dem ersten Geburtstag möglich. Wenn Säuglinge einen Schutz vor Hepatitis A benötigen, geht dies also lediglich mithilfe der nur wenige Wochen anhaltenden Passivimpfung.

87 Pauschalreisen mögen o.k. sein, pauschal impfen nicht

Fernreisen mit Kindern sind nicht nur wegen der Frage des Impfschutzes eine heikle Sache. Impfexperten des Berufsverbands der Kinder- und Jugendärzte raten dazu, nicht mit Kindern, die jünger als acht Jahre alt sind, in tropische oder subtropische Regionen zu verreisen. Wer dennoch mit Kindern in ferne Länder strebt, in denen womöglich Typhus, Gelbfieber, Cholera, Tollwut und japanische Enzephalitis heimisch sind, sollte individuell entscheiden, was den Kindern zugemutet werden kann.

Wer in tollwutgefährdete Länder fährt, muss sich vor Augen führen, dass dort Straßenhunde infiziert sein können, dass Kinder mit Tieren häufig unkritisch umgehen, und dass zudem in solchen Ländern oftmals keine sofortige passive Impfung möglich ist.

Typhus und Cholera bekommt man über infizierte Nahrung, weshalb Kinder über Verhaltensregeln nur schwer zu schützen sind, denn sie leben eben »von der Hand in den Mund«. Allerdings sind die Impfungen gegen diese beiden Erkrankungen nicht so wirksam, wie man es sich wünschen würde. In jedem Fall ist fundierter fachlicher Rat notwendig, am besten sind hierfür tropenmedizinische Institute oder ähnlich versierte Einrichtungen geeignet. Zu beachten ist weiterhin, dass manche Länder bei der Einreise einen Nachweis für bestimmte Impfungen (Gelbfieber, Meningokokken) verlangen.

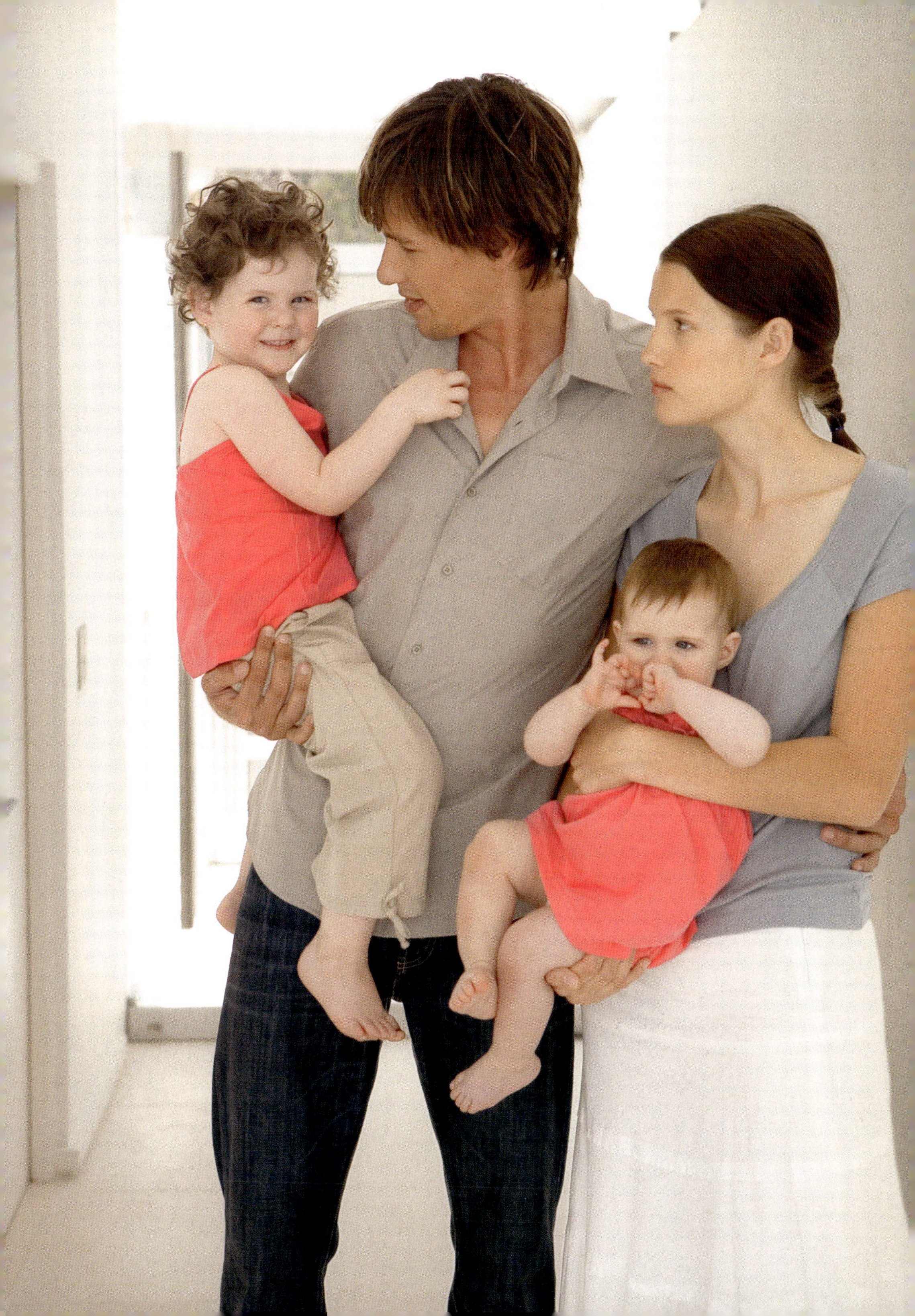

88 Reiseimpfungen darf nicht jeder Arzt vornehmen

Manche niedergelassenen Ärzte kennen sich mit Reiseimpfungen nicht genügend aus. Das behaupten jedenfalls die Kenner und Könner unter den Global Travellers, wenn man die einschlägigen Internetforen durchforstet. Solche Ärzte würden schlichtweg alles empfehlen, was man so in Checklisten fände, schreiben die Nutzer dieser Foren. Aber vieles sei unnötig oder berücksichtige zu wenig die individuelle Reiseroute.

Das gilt erst recht, wenn man mit Kindern reist, hier ist noch mehr Expertise verlangt, denn viele Impfungen für Fernreisen, etwa diejenige gegen Gelbfieber, sind nicht unproblematisch – Schwangeren und Kindern wird davon abgeraten. Wie wichtig hier Spezialkenntnisse sind, spiegelt sich schon darin wider, dass die Gelbfieberimpfung ohnehin nur von Ärzten verabreicht werden darf, die hierfür eine gesonderte Befugnis besitzen.

Malariagebiete sollten für Kinderurlaub tabu sein

Gegen Malaria gibt es noch keine Impfung. Die Erkrankung zählt inzwischen jedoch zu jenen »Reisesouvenirs«, die immer häufiger von Touristen, die sich nicht ausreichend schützen, mit nach Hause gebracht werden. Moskitonetze und Repellents zum Einreiben reichen in der Regel nicht aus, die Mücken fernzuhalten. Die Medikamente, die zur Vorbeugung empfohlen werden, oder die man »für den Notfall« mitnehmen könnte, sind schon für den Erwachsenen unverträglich bis problematisch, für Kinder erst recht. Zudem – das ist besonders zu bedenken – haben Kinder ohnehin häufig Fieber, aus diesem Grund besteht die Gefahr, dass sich die Diagnose verzögert. Daher kann man von Familienreisen in Malariagebiete nur abraten.

Nicht in jedem Fall zahlt man Reiseimpfungen selbst

Die seit dem Juli 2007 geltenden Schutzimpfungsrichtlinien bestimmen im § 11 Abs. 3 über die Ansprüche von Versicherten der gesetzlichen Krankenversicherung, dass beispielsweise solche Reiseimpfungen ersetzt werden, die wegen eines beruflichen Aufenthalts notwendig werden (wenn nicht von

WAS SIE BEDENKEN SOLLTEN

To-do-Liste für Fernreisen

- Lassen Sie spätestens sechs Wochen vor dem Urlaub den Impfstatus checken; manche Reiseimpfungen (z. B. Hepatitis A) müssen zweimal und dann im Abstand von vier Wochen verabreicht werden, so hat man genügend Zeit.
- Impfnebenwirkungen wie Fieber können den Start der Reise überschatten – daher nicht alles bis zum letzten Tag aufschieben.
- Tetanus, Diphtherie und Polio zählen zum Pflichtprogramm für Reiseimpfungen. Überprüfen Sie, ob die Grundimmunisierung der Kinder vollständig ist und Ihre letzte Impfung nicht länger als zehn Jahre zurückliegt, sonst auffrischen.
- Impfpässe mitnehmen, damit bei Krankheiten und Verletzungen der Impfstatus klar ist.
- FSME-Schutz sollte bestehen, wenn man einen Urlaub in freier Natur plant (Zeltlager) und man eine Region besucht, wo das FSME-Virus in Zecken verbreitet ist.
- Erkunden, ob das Reiseland Impfungen vorschreibt, sonst werden Sie an der Grenze abgewiesen (z. B. Mumpsimpfung für USA-Austauschschüler, Meningitisimpfung für Saudi-Arabien-Pilger).
- Impfungen im Gastland nachzuholen, ist keine gute Idee: z. B. werden in Ländern der Dritten Welt Impfstoffe eingesetzt, die hierzulande bereits seit 30 (!) Jahren nicht mehr angewandt werden.
- Wenn man erkunden will, wie gut die medizinische Versorgung im Reiseland ist, kann man die deutschen Vertretungen (Botschaften, Konsulate) kontaktieren. Im Auswärtigen Amt gibt es Adressen von Vertrauensärzten.
- Impflinks zur reisemedizinischen Beratung finden Sie auf S. 124.

vorneherein der Arbeitgeber zuständig ist). Aber auch dann – das wird für die Urlauber interessant – wenn »zum Schutz der öffentlichen Gesundheit ein besonderes Interesse besteht«, das Einschleppen einer übertragbaren Erkrankung zu verhindern. Dann ist die GKV in der Pflicht, wie etwa bei Impfungen gegen Kinderlähmung, sofern die Reise in Regionen mit erhöhtem Infektionsrisiko führt.

Quarantänepflicht für ungeimpfte Touristen

Den Reiseimpfschutz sollte man nicht nur um der eigenen Gesundheit willen ernst nehmen. 2007 wurde 42 japanischen Touristen für mehrere Tage der Heimflug aus Kanada verwehrt, weil unter ihnen die Masern ausgebrochen waren. Nur die nachweislich Geimpften der 130 Mitglieder zählenden Reisegruppe durften nach Hause. Noch werden solche Zwangsmaßnahmen als Einzelfälle beschrieben und debattiert. Allerdings werden sie von vielen Kommentaren der Experten inzwischen gutgeheißen. Denn impfnachlässige Reisende können vor allem in Ländern, deren Bevölkerung nicht ausreichend geimpft ist und unter eingeschleppten Infektionen zu leiden hat, viel Unheil anrichten. Masern sind hoch ansteckend und stellen weltweit noch immer eine Bedrohung dar. Je nach juristischer Interpretation böte § 31 der International Health Regulations der WHO von 2007 durchaus eine Handhabe für Impfpflicht und Quarantäne.

Impfneuheiten

Die Aussichten auf neue Impfstoffe schienen noch nie so gut zu sein: Für das nächste Jahrzehnt werden Impfstoffe erwartet, die gegen Eiterkeime wie Streptokokken, eine Vielzahl weiterer Viren wie Zytomegalieviren und weitere Grippeviren, dazu noch eine ganze Palette von Impfungen gegen Krankheiten, die nicht von Erregern herrühren, sondern gegen Krebs und chronische Krankheiten gerichtet sind.

Allerdings belegen manche Rückschläge, dass die Impfforschung sich auch weiterhin an manchen Erkrankungen die Zähne ausbeißt. Weder gegen das HIV-Virus noch gegen Malaria hat man bisher einen Fuß in die Tür bekommen. Ebenso arbeitet man seit Jahrzehnten vergeblich an einer Hepatitis-C-Impfung. Gleichwohl ist die Stimmung euphorisch, nicht zuletzt dank vielfältiger, neuer Technologien und Darreichungsmöglichkeiten. Ob die bisherigen Strukturen zur Zulassung, Prüfung und Empfehlung für die Bewältigung dieser Herausforderung gerüstet sind, wird sich erst zeigen.

Neue Technologien revolutionieren die Impfstoffforschung

Viele neue Verfahren haben – von den Absatzchancen abgesehen – auch wissenschaftlich die Impfstoffforschung neu beflügelt. Erwähnt wurde bereits der Durchbruch, den die Konjugatimpfstoffe (Hib, Pneumokokken, Meningokokken) seinerzeit bedeuteten. Auch die neuartigen Wirkverstärker (Adjuvanzien) versprechen einen Entwicklungsschub. Impfstoffe auf der Basis von rekombinanten Proteinen verschmelzen Eiweißstrukturen des Erregers, um gegen möglichst viele Subtypen wirksam zu sein. Das versucht man etwa bei der Neuentwicklung eines Impfstoffs gegen die Gruppe-B-Meningokokken. Schließlich sind es virusähnliche Partikel (Virus like particles oder VLPs), die bereits im HPV-Impfstoff Premiere feierten, aber noch mehr Zukunftspotenzial besitzen. In ihnen lagern sich die Kapselproteine, die Eiweißkörper aus der Bakterienkapsel, zusammen, die als Partikel von allen Truppen des Immunsystems gut erkannt werden. Schließlich hofft man, durch die Herstellung auf der Basis von Zellkultursystemen – statt der bisherigen hühnereibasierten Verfahren – die Produktion von Grippeimpfstoffen revolutionieren zu können. Die Herstellung liefe dann so rasch an, dass selbst bei weltweiten Pandemien die große Nachfrage nach solchen Impfstoffen besser als bisher befriedigt werden könnte.

93 Nicht nur Schluckimpfungen, auch Atemimpfungen wird es geben

Die Angst vor der Spritze zählt mit zu den Gründen, warum manche Impfungen immer noch nicht so gut angenommen werden, wie sie es verdient hätten, oder wie Impfbefürworter es sich wünschten. Daher verspricht man sich viel von neuen Darreichungsformen. Verwirklicht ist das schon über die Magendarmschleimhaut zum Schlucken (Polioschluckimpfung, Rotavirusimpfung), aber auch über die Schleimhäute von Nase und Bronchien zum Einatmen soll dies möglich gemacht werden. Solche Zugangswege sorgen unter Umständen sogar für bessere Wirksamkeit. Denn sowohl innerhalb des Atemtrakts als auch im Magendarmkanal befinden sich verschiedene Truppen des Abwehrsystems, die ohnehin besser auf jene Keime spezialisiert sind, die man auch natürlicherweise eher einatmet, oder etwa mit verseuchter Nahrung aufnimmt. In die gleiche Richtung zielen Versuche, Impfstoffe so zu entwickeln, dass sie die Haut infiltrieren und durchwandern, und über diesen Weg ebenfalls leichter und wirksamer verabreicht werden könnten.

94 Die Impfstoffpipeline ist so voll wie nie

Rund 200 Substanzen warten darauf, ihre Bewährungsprobe als Impfstoff zu bestehen. Die in der Entwicklung und Testung befindlichen Vakzine sind freilich nicht alle für die Grundimmunisierung im Kindesalter gedacht. Darunter sind viele Antikrebsimpfungen, allerdings auch schon Impfungen gegen Asthma oder gegen Multiple Sklerose. Große Hoffnung setzt man außerdem in die Entwicklung von Impfstoffen gegen Pilzkrankheiten, denen bislang nur schwer beizukommen ist.

Andere Impfstoffe hingegen stehen kurz vor der Einführung, etwa solche gegen Gürtelrose (Herpes Zoster) oder gegen das Dengue-Fieber, das vor allem in Afrika, Asien, und Osteuropa vorkommt.

Neuzugelassene Impfungen stellen Sie als Eltern immer vor grundsätzliche Schwierigkeiten. So kann es sein, dass alle Erprobung im Vorfeld nicht ausschließen kann, dass die Impfung unter normalen Bedingungen womöglich doch nicht so gut wirkt, wie man erhoffte – die Windpockenimpfung ist so ein Fall, oder sich plötzlich so beunruhigende Nebenwirkungen zeigen, dass man geneigt ist, aus Vorsicht die Zulassung ruhen zu lassen – hierfür steht die erste Impfung gegen die Durchfallerreger der Rotaviren. Bei eben erst zugelassenen Impfungen oder solchen, die neu der Allgemeinheit empfohlen werden, sollte Sie also gemeinsam mit Ihrem Arzt genau prüfen, ob diese Impfung für Sie bzw. Ihr Kind tatsächlich nötig ist.

95 Darmverschluss machte alte Rotavirusimpfung verdächtig

Die erste Schluckimpfung gegen Rotaviren wurde 1999 – knapp ein Jahr nach der Einführung – vom Markt genommen, weil es häufiger als bei ungeimpften Kindern zur Invagination kam, zu einer Einstülpung des Darms, die oft nur durch eine Operation behandelt werden kann. Inzwischen sind zwei neue Impfstoffe gegen Rotaviren entwickelt worden und bereits auf dem Markt. Es handelt sich ebenfalls um Schluckimpfungen. In den Vereinigten Staaten stehen sie zum Beispiel auch schon offiziell im Impfplan.

Rotaviren sind die häufigsten Erreger der Magendarmgrippe, eines meist harmlos verlaufenden, mit Fieber einhergehenden Brechdurchfalls. Nur dann, wenn die Kinder zu viel Flüssigkeit verlieren, sind sie gefährdet und müssen ins Krankenhaus. Bedrohlich ist die Erkrankung in Afrika und Asien, dort versterben jährlich mehr als 400 000 Kinder an Infektionen mit Rotaviren, dort wirkt die Impfung indes sehr viel schlechter. In Lateinamerika fordern Rotaviren jährlich 15 000 Todesfälle, aber in ganz Europa sterben an dieser Infektion insgesamt nur 200 Kinder.

 Rotavirusimpfung – die STIKO spricht keine allgemeine Empfehlung aus

Obwohl viele andere europäische Länder und die USA die neue Impfung gegen Rotaviren bei Kleinkindern im Alter von sechs bis 26 Wochen in die offiziellen Impfempfehlungen aufgenommen haben, hat sich die STIKO nicht dazu durchringen können. In ihren Augen ist sie allenfalls für Säuglinge in Kinderkrippen sinnvoll. Hier ist naturgemäß die Ansteckungsgefahr weit größer, als wenn ein kleines Kind noch zu Hause ist.

Da Rotaviren die häufigsten Erreger der Magendarmgrippe sind, erspart man mit der Impfung nicht nur vielen Kindern das oft belastende Erbrechen und den Durchfall. Die Sache hat auch einen ökonomischen Aspekt, wenn nämlich berufstätige Eltern deswegen nicht ausfallen. Brechdurchfälle treten tückischerweise sehr plötzlich auf. Wo bekommt man dann so schnell Ersatzbetreuung her? Beziffern lässt sich dieser mögliche Nutzen aber kaum. Für Österreich wurde errechnet, dass die Impfung die Rate der Kinder, die wegen einer Rotavirusinfektion ins Krankenhaus müssen, um 0,6 Prozent senkt. Auf die Sterblichkeit hat die Impfung indes keinen Einfluss, das heißt, Todesfälle werden hierdurch nicht verhindert.

Im Unterschied zur STIKO hat jedoch die Sächsische Impfkommission (Vorsicht Verwechslungsgefahr – SIKO) eine generelle Impfempfehlung für die Rotavirusimpfung ausgesprochen. Manche Krankenkassen werben damit, dass sie die Impfung ersetzen, obwohl sie aufgrund der fehlenden STIKO-Empfehlung nicht dazu verpflichtet wären. Zwei neue Lebendimpfstoffe stehen hierfür als Schluckimpfung zur Verfügung. Jüngste Meldungen von Anfang des Jahres 2008 aus den Vereinigten Staaten fordern erneut zur Überwachung der Häufigkeit von Darmeinstülpungen auch nach der Impfung mit den beiden neuen Impfstoffen auf. Zudem ist bei den neuen Impfstoffen eine weitere Nebenwirkung, das Kawasaki-Syndrom, vermehrt beobachtet worden, mit hohem Fieber, Schwellungen der Lymphknoten, Hautauschlag und hochroten Handinnenflächen. Bemerkenswert scheint auch eine Beobachtung am Tiermodell zu sein. Danach soll die Infektion mit Rotavirus-Wildtypen einen Schutzfaktor darstellen. Infizierte Mäuse wurden deutlich seltener zuckerkrank.

Bei der Rotavirusimpfung sprechen also die noch nicht ausgeräumten Impfgefahren, der relativ gutartigen Verlauf der Erkrankung und die möglicherweise günstige Wirkung einer Infektion eher gegen die Impfung. Für eine Impfung spricht, dass vergleichsweise viele Kinder vor den Unannehmlichkeiten des Brechdurchfalls bewahrt werden und berufstätige Eltern keinen Arbeitsausfall fürchten müssen.

Grippeimpfung ein für alle Mal, das ist noch Utopie

Empfohlen wird die Grippeimpfung insbesondere für ältere, über 60 Jahre alte Personen, aber auch für solche, die durch andere Erkrankungen vorbelastet sind, etwa durch Asthma, oder deren Immunsystem darniederliegt, etwa HIV-Infizierte oder Patienten, die ein neues Organ erhalten haben. Ebenso sollen jene sich impfen lassen, die einer erhöhten Ansteckungsgefahr ausgesetzt sind – vom Altenpfleger bis zum Zivildienstleistenden im Krankenhaus. Wer während einer Vogelgrippewelle nach Asien reist, kann der bedrohlichen Verschmelzung von Vogelgrippevirus und menschlichen Grippeviren ebenfalls durch Impfung vorbeugen. Allerdings zeigt sich auch, dass manche Empfehlungen nicht klar genug belegt sind – wie etwa die jüngste Analyse für Bronchiektasien offenbarte. Hierbei handelt es sich um eine chronische Lungenerkrankung mit krankhaften Aushöhlungen der Bronchien, die sie infektionsanfälliger machen. Man dachte, es nützt, die Betroffenen gegen Grippe zu impfen, aber ein Vorteil konnte nicht bewiesen werden. Man hofft inzwischen auf eine Grippeschutzimpfung gegen solche konstanten Bestandteile der Viren, dass nur noch einmal geimpft werden muss. Derzeit funktioniert dies nicht, es muss jährlich neu geimpft werden.

Jährliche Grippeimpfung für Kinder – eine Hypothek fürs Leben

420 gegen Grippe geimpfte Kinder bewahren einen älteren Menschen vor dem Grippetod – das ist der Herdeneffekt, weil nicht mehr so viele Viren herumschwirren. Das schätzt man aufgrund von Analysen nach Schulimpfungen in Japan. Nicht in Deutschland, jedoch in anderen Ländern wie den USA, wird bereits jährlich für Kinder eine Grippeschutzimpfung ab dem sechsten Lebensmonat empfohlen, obwohl sie erst im Alter von zwei Jahren nach-

weislich für die Kinder selbst hilfreich ist. An der Grippeimpfung schätzt man aber eben nicht nur, dass sie Kinder vor einer Erkrankung schützt, sondern für die gesamte Bevölkerung positive Auswirkungen hat.

Womöglich schadet man den Kindern damit sogar: Neuere Berechnungen zeigen nämlich, dass sich frühes Grippeimpfen sogar als Hypothek erweist. Es steht zu vermuten, dass dies die Gefahr vervielfacht, im Alter an Grippe zu erkranken. Das liegt daran, dass die Wildvirustypen zwar nicht hundertprozentig vor einer neuen Grippe schützen, aber doch zu einem gewissen Teil. Im Gegensatz dazu scheint die Spannweite des Impfschutzes mit jeder neuen Impfung nachzulassen – im Alter sind dann gleichsam alle Möglichkeiten ausgereizt.

Die Grippeimpfung hat also in den ersten beiden Lebensjahren keinen nachgewiesenen Nutzen und zudem birgt das jährliche frühe Impfen der Kinder die Gefahr, dass sie später umso eher an Grippe erkranken. Das muss man gegen den Vorteil abwägen, dass geimpfte Kinder deutlich seltener und weniger schwer an Grippe erkranken. Allerdings werden mit der Grippeimpfung die viel häufigeren, banalen Erkältungen nicht verhindert.

Impfzwänge darf es nicht geben

Tendenzen, Kinderimpfungen zu propagieren, um die Erkrankungen anderer Altersgruppen in Schach zu halten, sind in hohem Maße fragwürdig. Denn wohin soll es führen, wenn irgendwann Impfempfehlungen für Kinder allein dadurch begründbar werden, dass sie wem auch immer von Nutzen sind – nur weil etwa Kinder durch die frühen Besuche beim Kinderarzt leichter zum Impfen erreicht werden als beispielsweise ältere Menschen, die sich nicht dazu durchringen, sich selbst zu schützen. Nicht zuletzt angesichts solcher Überlegungen muss man jeglichem Ansinnen, in Deutschland gesetzliche Verpflichtungen zum Impfen von Kindern einzuführen, mit aller gebotenen Schärfe entgegentreten. Auch indirekt zwingende Maßnahmen – keine Krippe für ungeimpfte Kinder – zählen hierzu und sind abzulehnen. Kritisch nachfragende Eltern sind keineswegs die gesundheitspolitischen Hasardeure, als die sie mitunter hingestellt werden. Ihre Entscheidungsautonomie ist eine wichtige Kontrollinstanz gegenüber jenen Überlegungen, die eher auf die Gesundheit der Gesamtbevölkerung zielen.

Auffrischimpfungen für Eltern

Sie machen sich viele Gedanken, wenn es ums Impfen Ihrer Kinder geht – das ist gut so. Aber denken Sie bitte auch daran, sich um Ihren eigenen Impfstatus zu kümmern! Denn mit Kindern kommen zahlreiche Infektionen ins Haus. Manche Erreger sind besonders gefährlich für das Ungeborene, daher sollten sich Frauen eigentlich schon vor einer Schwangerschaft vergewissern, ob sie geschützt sind. Schließlich nützt der Impfschutz nicht nur einem selbst, man wendet dadurch auch Schaden von den Kleinsten ab.

Unwissen auch bei Eltern, die ihre Kinder impfen lassen

Wie ein Impfcheck des Wissenschaftsmagazins Quarks & Co. ergab, wusste ein Viertel der befragten Erwachsenen nicht, ob sie gegen Pocken, Masern, Mumps oder Röteln geimpft sind. Das Unwissen, was die eigene Keuchhustenimpfung angeht, ist noch größer, hier konnte ein Drittel nicht sicher Auskunft geben. Nur 30 Prozent sind sicher gegen Keuchhusten geimpft. Gerade in diesem Fall sollte aber die Umgebung des Säuglings einen Schutzraum darstellen – weil diese Kleinsten, solange sie nicht selbst geimpft werden können, in der höchsten Gefahr schweben. Keuchhusten ist nämlich gerade im ersten Lebensjahr besonders bedrohlich. Das war noch ein Ergebnis des Impfchecks: Rund ein Drittel der Befragten hatte eigene Kinder. Aber das hat sie offenbar nicht dazu bewogen, sich über den eigenen Impfstatus klar zu werden: Die Antworten der Eltern fielen nicht besser aus als die der Kinderlosen.

Röteln- und Windpockenimpfstatus vor der Schwangerschaft kontrollieren

Rötelnviren und Varizellen schaden der Organentwicklung im Embryo. Bislang ließ sich trotz Kombinationsimpfung gegen Masern, Mumps und Röteln der Anteil von rund fünf bis 10 Prozent junger Frauen im gebärfähigen Alter, die keinen ausreichenden Antikörperschutz gegen Röteln haben, nicht weiter senken.

Was die Windpocken angeht, so besteht zusätzlich die Gefahr einer lebensbedrohlichen Windpockenerkrankung des Neugeborenen, wenn sich die Mutter um den Geburtstermin mit Varizellen infiziert. Anhand der Antikörperkonzentration im Blut lässt sich feststellen, ob eine Frau, die plant schwanger zu werden, genügend geschützt ist. Andernfalls sollte sie sich dringend impfen lassen.

Keine Lebendimpfstoffe an Schwangere verabreichen

Lebendimpfstoffe können prinzipiell auch infizieren, eine hundertprozentige Sicherheit kann hier nicht gewährleistet werden. Daher sollten Schwangere nicht gegen Masern, Mumps, Röteln oder Varizellen geimpft werden. Eine Schwangerschaft sollte bis drei Monate nach der Impfung verhütet werden. Eine versehentliche Impfung in der Schwangerschaft mit diesen Substanzen stellt indessen keinen zwingenden Grund für einen Schwangerschaftsabbruch dar.

Viele Impfungen beim Säugling und Kleinkind sind noch nicht abgeschlossen, wenn eine Mutter wieder schwanger wird. Werden abgetötete Erreger zur Impfung verwendet, besteht keinerlei Infektionsgefahr für die werdende Mutter. Theoretisch können jedoch Lebendimpfstoffe Infektionen beim Impfling hervorrufen und dann unter Umständen auch Erreger übertragen. Das galt zum Beispiel für die früher verwendete Schluckimpfung gegen Kinderlähmung. Hier konnten der Impfling, aber auch dessen Kontaktpersonen erkranken, wenn diese selbst nicht über ausreichenden Schutz verfügten.

Impflinge gefährden in der Regel ihre schwangeren Mütter nicht

Für Masern stellt das Robert-Koch-Institut klar, dass sogenannte Impfmasern, die höchst selten etwa zehn Tage nach einer Masernimpfung auftreten können, nicht infektiös seien, selbst nicht für Menschen, deren Abwehrsystem geschwächt ist. Für die Rötelnimpfung gilt laut Impfzentrum Hamburg, dass die Impfviren nicht auf Kontaktpersonen übertragen würden und dass eine Schwangere in der Umgebung des Impflings nicht gefährdet sei.

Anders als bei der Lebendimpfung gegen Masern und Röteln ist es offenbar bei der Impfung gegen Windpocken: Ein äußerst geringes Ansteckungsrisiko ist nicht auszuschließen. Es besteht jedoch nur dann, wenn beim Geimpften Windpocken ausbrechen, im Inhalt der Bläschen auf der Haut können Impfviren enthalten sein. Erfahrungen aus den Vereinigten Staaten belegen, dass in drei Fällen von 14 Millionen Impfdosen eine derartige Übertragung beobachtet wurde.

Schwangere und Impfvarizellen – theoretisch künftig ein Problem

Der Impfschutz gegen Windpocken lässt mit den Jahren merklich nach, daher steht in den Vereinigten Staaten bereits die Empfehlung zur Auffrischung an. Unklar ist, ob Frauen, die gegen Windpocken geimpft wurden, als Schwangere ausreichend geschützt sind, wenn sie mit Windpocken in Kontakt kommen. Denn die Tatsache, dass bereits Kinder, die geimpft wurden, erneut an Windpocken erkranken können, sollte hier eigentlich bedenklich stimmen. Man weiß zwar, dass die Geimpften weniger schwer erkranken. Ob derartig milde Infektionsverläufe während der Schwangerschaft aber dennoch zu Schäden am Ungeborenen führen können, ist derzeit ebenso offen, wie die Frage, ob Mütter künftig über eigene Auffrischungen nachdenken sollten, bevor sie ihre Kinder impfen lassen.

Immunschwache und zu früh geborene Kinder brauchen geimpfte Eltern

Wenn Kinder an einer Immunschwäche leiden – wenn ihre Abwehrzellen zum Beispiel von Geburt an nicht genügend Antikörper herstellen können, aber auch dann, wenn sie beispielsweise nach einer Organtransplantation Medikamente erhalten, die ihr

Immunsystem lahm legen – ist es wichtig, sie vor Infektionen zu schützen. Dabei können Eltern und Familienangehörige helfen: Indem sie ihren eigenen Impfschutz optimieren, scheiden sie als Überträger von Infektionskrankheiten aus.

Wann Frühgeborene zu impfen sind, muss mit dem Arzt möglicherweise noch auf der Intensivstation beraten werden. Zunehmend setzt sich aber die Empfehlung durch, auch in der Umgebung der Kinder für Schutz zu sorgen. Ähnlich wie bei immungeschwächten Kindern ist es wichtig, dass die unmittelbare Umgebung keine gefährlichen Keime überträgt. Weil inzwischen die meisten jungen Eltern und Geschwisterkinder kaum noch die gängigen Kinderkrankheiten durchgemacht haben, ist der lang anhaltende Schutz dieser Infektionen nicht gewährleistet. Selbst wenn sie als Kinder geimpft wurden – oft hält die Impfwirkung nicht lange genug an, Auffrischungen sind indes zum eigenen Schutz nicht unbedingt nötig gewesen, daher vernachlässigt worden. Allerdings ändert sich die Situation in der Familie grundlegend, wenn ein neues Mitglied durch Übertragung von Infektionen gefährdet wird, gegen die es noch nicht selbst geimpft werden kann.

Service

Verfügbare Einzel- und Kombinationsimpfstoffe

Die folgende Liste zeigt noch einmal übersichtlich, in welcher Form (einzeln oder in Kombination) die im dritten Kapitel beschriebenen Impfungen zurzeit in Deutschland verfügbar sind. Es gibt beispielsweise keine Einzelimpfstoffe gegen Keuchhusten und Mumps. Wenn man gegen diese Erkrankungen impfen will, kann man das nur in Kombination mit anderen Impfungen vornehmen lassen.

Einzelimpfstoffe:

- Diphtherie
- FSME
- Hämophilus influenzae Typ b (Hib)
- Hepatitis B
- humane Papillomviren (HPV)
- Masern
- Meningokokken
- Pneumokokken
- Polio
- Röteln
- Tetanus
- Windpocken (Varizellen)

Zweierkombination:

- Diphtherie, Tetanus

Dreierkombination:

- Diphtherie, Keuchhusten, Tetanus
- Masern, Mumps, Röteln (MMR)

Viererkombination:

- Diphtherie, Hib, Keuchhusten, Tetanus
- Diphtherie, Keuchhusten, Polio, Tetanus
- Masern, Mumps, Röteln, Windpocken (Varizellen)

Fünferkombination:

- Diphtherie, Hib, Keuchhusten, Polio, Tetanus

Sechserkombination:

- Diphtherie, Hepatitis B, Hib, Keuchhusten, Polio, Tetanus

Auf der Internetseite des Paul-Ehrlich-Instituts in Langen (PEI) finden Sie alle in Deutschland zugelassenen Impfstoffe und zusätzlich die Präparatenamen der verschiedenen Hersteller (www.pei.de/cln_115/nn_160064/DE/arzneimittel/impfstoffe).

Impflinks und -adressen

Übliche Suchmaschinen liefern unzählige Links zum Thema Impfen. Hier sind diejenigen aufgelistet, die offizielle Autorität besitzen, für Eltern gut zu handhaben sind oder wichtige impfkritische Gruppen vertreten. Darüber hinaus gilt: Prüfen, wer als Sponsor der Seiten auftritt!

Offizielle Internetseiten zum Impfen

Die Impfseiten des Robert-Koch-Instituts (RKI) halten viele Informationen bereit, sind jedoch für den Laien zum Teil sehr unübersichtlich gestaltet. Hier ist auch die Quelle für alle alten und aktuellen STIKO-Empfeh-

lungen und deren Begründungen, die frei für jeden im Netz stehen.
www.rki.de

Das Deutsche Grüne Kreuz weicht nicht von diesen offiziellen Empfehlungen und Erläuterungen ab.
www.dgk.de

Die Website des Berufsverbands der Kinder- und Jugendärzte in Deutschland (er vertritt mehr als 10000 Mitglieder) ist ebenfalls ein Sprachrohr der offiziellen STIKO/RKI-Linie. Allenfalls sind diese Informationen etwas besser aufbereitet.
www.kinderaerzteimnetz.de

Der Internetauftritt der Schweizerischen Kinderärzte ist zweifellos Pro Impfen, enthält gleichwohl kritische Anmerkungen und ist wohltuend zurückhaltend im Argumentieren. Eltern finden sich hier gut zurecht, die Infos sind knapp gehalten und dennoch informativ. Mein Favorit, wenn ich Eltern ein Portal zur ersten Orientierung empfehlen sollte.
www.praxispaediatrie.ch

Das Paul-Ehrlich-Institut (PEI) in Langen ist gleichsam ein Impfstoff-TÜV, zuständig für die Zulassung von Impfstoffen, für die Prüfung ihrer Wirksamkeit, Qualität und Verträglichkeit und auch für deren fortlaufende Überwachung nach der Zulassung. Hier finden sich regelmäßig aktuelle Stellungnahmen zu Impfstoffen, vor allem, wenn sie wegen des Verdachts einer schädlichen Wirkung Wellen schlagen. Das PEI spielt eine zentrale Rolle bei der Erfassung von Impfreaktionen. Seit dem 7.5.2007 ist die Datenbank aller Verdachtsfälle öffentlich zugänglich – als erste Arzneimittelzulassungsbehörde hat das PEI diesen Schritt getan. Sie umfasst derzeit alle Meldungen seit 2001, seit Inkrafttreten des Infektionsschutzgesetzes, das zur Meldung von Impfkomplikationen verpflichtet – nicht nur Ärzte, sondern auch die Hersteller.
www.pei.de

Kritische Internetseiten

Im Schutzverband für Impfgeschädigte formieren sich die tatsächlichen (aber auch vermeintlichen) Impfopfer.
www.impfschutzverband.de

Über folgende Seiten (und deren Links) findet man alle einschlägigen Impfgegner und deren Argumente (auch generell pharmakritische Berichte, die nichts mit Impfen zu tun haben).
www.impf-report.de und www.impfkritik.de

Folgende Ärzteseite bietet nicht nur impfkritische Informationen, sondern vermittelt auf Anfrage auch Ärzte, die Eltern bei individuellen Impfentscheidungen unterstützen möchten.
www.individuelle-impfentscheidung.de

Foren

Außer den genannten Seiten gibt es eine schier unübersehbare Menge an Foren/Websites/Blogs, die sich mit Impffragen auseinandersetzen – teils erwachsen aus

Elternforen, die eben auch über das Impfen diskutieren, teils Seiten, die sich allein um das Impfen drehen. Hier ist es schwierig zu erkennen, welche Seite aus welcher Ecke argumentiert. Ein Beispiel:

Das www.forum-impfen.de wird von pharmazeutischen Firmen finanziert, die Impfstoffe herstellen. Das ist für denjenigen, der darin nach Informationen sucht, zunächst nicht erkennbar.

Das www.forumimpfschutz.at weist indes bereits in der Linkliste unter »Sponsoren« vier Pharmafirmen als Geldgeber aus.

Daher sollte, wann immer sich dort eine Information findet, die die offiziellen oder kritischen Impfseiten nicht bieten, darauf geachtet werden, wie gut die Details belegt sind. Schlichte Behauptungen sind mit Vorsicht zu betrachten.

Reiseimpfungen

Bernhard-Nocht-Institut für Tropenmedizin
Bernhard-Nocht-Strasse 74
D-20359 Hamburg
Tel.: 040/42 81 80 (24 Stunden täglich)
Fax: 040/42 81 84 00
www.bni-hamburg.de

Institut für Tropenmedizin
Spandauer Damm 130, Haus 10
14050 Berlin
Tel.: 030/30 11 66
Fax: 030/30 11 68 88
www.bbges.de

Tropenklinik Paul-Lechner-Krankenhaus
Paul-Lechler-Str. 24
72076 Tübingen
Tel.: 07071/20 60
www.tropenklinik.de

CRM Centrum für Reisemedizin www.crm.de
CRM verschickt auch detaillierte Reise-Gesundheitsbriefe, wenn man unter www.crm.de/reisebrief/index.html die entsprechenden Angaben macht

TravelMed des Tropeninstitutes Berlin (www.travelmed.de)

Tropeninstitut München (www.fit-for-travel.de)

Deutsche Gesellschaft für Tropenmedizin (http://dtg.org)

Auswärtiges Amt (www.auswärtiges amt.de + Menülink Reisen benutzen)

www.die-reisemedizin.de/data/weltkarte/

Stichwortverzeichnis

Bibliografische Information
der Deutschen Nationalbibliothek
Die Deutsche Nationalbibliothek verzeichnet diese Publikation in der Deutschen Nationalbibliografie; detaillierte bibliografische Daten sind im Internet über http://dnb.d-nb.de abrufbar.

Programmplanung: Uta Spieldiener

Redaktion: Anne Bleick

Bildredaktion: Christoph Frick

Umschlaggestaltung und Layout:
CYCLUS Visuelle Kommunikation, Stuttgart

Bildnachweis:
Umschlagfoto: doc-stock
Fotos im Innenteil : doc-stock: S. 3; Frank Kleinbach, Stuttgart: S. 4, 5, 6, 8, 12/13, 22/23, 48/49, 104/105; Pixland/Jupiter Images: S. 19, 29, 37, 43, 63, 71, 81, 90, 109

Die abgebildeten Personen haben in keiner Weise etwas mit der Krankheit zu tun.

Liebe Leserin, lieber Leser,
hat Ihnen dieses Buch weitergeholfen? Für Anregungen, Kritik, aber auch für Lob sind wir offen. So können wir in Zukunft noch besser auf Ihre Wünsche eingehen. Schreiben Sie uns, denn Ihre Meinung zählt!

Ihr Trias Verlag

E-Mail Leserservice:
heike.schmid@medizinverlage.de

Adresse:
Lektorat Trias Verlag,
Postfach 30 05 04,
70445 Stuttgart
Fax: 0711-8931-748

Oswald-Hesse-Straße 50, 70469 Stuttgart

Printed in Germany

Satz: Fotosatz Buck, 84036 Kumhausen
gesetzt in: InDesign CS3
Druck: AZ Druck und Datentechnik GmbH,
87437 Kempten

Gedruckt auf chlorfrei gebleichtem Papier

ISBN 978-3-8304-3441-2 1 2 3 4 5 6